KB049026

김 박사의 **공감진료
스토리**

정영화

박영사

들/어/가/는/글

건강한 사람도 누구든지 살면서 한두 번은 건강의 불균형을 겪게 마련이다. 그리고, 이러한 삶의 위기에서 찾게 되는 곳은 어김없이 병원이다. 병원 냄새가 고약하고 뻣뻣한 의사가 마음에 들지 않더라도 절실하게 도움이 필요할 때 우리는 병원과 전문가를 찾게 된다. 긴 대기시간과 3분 진료를 비판하다가도 위기의 순간에 닥치게 되면 그래도 큰 병원의 실력 있는 의료진을 찾게 된다. 그래도 믿을 곳, 도움을 청할 곳은 병원 진료실이라는 생각이 들기 때문이다. 그러므로, 병원은 이와 같이 의학적 도움이 절실하게 필요한 사람들이라면 누구나 전문적인 도움을 받을 수 있는 장소여야 한다. 언제든지 도움을 청하는 환자들의 고통에 공감하고 이들에게 도움을 줄 준비가 되어 있어야 한다. 의료진은 늘 최신 의학 지식과 기술로 무장되어 있어야 하며, 환자들의 손을 마주잡고 그들이 겪는 질환의 여정을 함께하고자 하는 마음을 기꺼이 가지고 있어야 한다. 그렇게 해야만 비로소 우리의 진료실이 따뜻하고 풍성해질 수 있을 것이다.

하지만, 요즘 우리가 목격하고 있는 환자와 의료진 간의 관계는 우리가 기대하는 바와 같이 우호적인 것 같지 않다. 환자들은 의료진이 도덕적이지 못하다고 비판하고 의사들은 환자들의 신뢰가 우선이라고 주장한다. 환자와 관련된 시민단체들은 법적으로 강제해서라도 의료진을 감시해야 한다고 주장하고 병원은 진료의 특수성을 존중해달라고 맞선다. 끝도 없이 팽팽한 줄다리기이다. 이와 같은 불신은 환자-의사 간 법적 분쟁의 씨앗이 되고 드물지 않게 폭력사태로 이어지곤 한다. 병원과 의사들은 급기야 환자들을 잠재적 폭력행위자로 취급하며 만일의 사태에 대비한다. 진료는 환자중심적이지 못하고 방어적이고 수동적으로 변질되기 십상이다. 환자와 의료진의 처신은 모두 각자의 본분을 망각한 행동으로서 진료실이 본연의 역할을 할 수 없도록 만든다. 그리고, 궁극적으로 위기에 처한 환자들이 이중의 고통을 겪게 되는 결과를 초래한다.

특히 대형병원에는 심각한 질병을 가진 환자들이 몰린다. 최신의 의학지식과 기술을 가지고 있는 전문가들이 모여있는 곳이고 최첨단 의료 설비들을 갖추고 있는 곳이기 때문이다. 중대한 문제를 가진 환자들을 치료하는 일에는 그에 상응하는 위험이 내포되게 마련이다. 질병의 진단과 치료에 어려움이 있고 현대의학에 한계가 존재하기 때문이다. 물론 대형병원에서는 많은 환자들이 현대의학의 혜택을 입어 좋은 치료 성과를 얻는다. 그러나, 때에 따라 환자나 의사들이 원하지 않는 치료 성과를 얻기도 한다. 혹은 질병의 진행이나 치료의 합병증으로 인해 오히려 상태가 악화되기도 한다. 소위 '의료사고'의 위험이 상존한다. 하지만 중한 질환으로 고생하는 환자들을 치료하고자 하는 병원이나 의료진이 모두 크고 작은 위험들을 회피하려고만 한다면, 최선의 노력을 다할 경우 양호한 치료 성과를 얻을 수 있는 환자들이 그대로 방치되는 결과를 낳게 되는 것은 아닐까? 모든 병원들이 비교적 손쉬운 환자만 진료하고 질병의 예후가 양호하고 합병증이 예견되는 치료가 불필요한 질병들만 취급하려 한다면 불의에 중한 병을 얻어서 심한 고통 속에 있는 우리 가족은 과연 누가 돌봐 준다는 말인가?

따뜻하고 풍성한 공감 클리닉이 절실히 필요하다. 우리 자신과 사랑하는 우리의 후손들을 위해 우리는 반드시 공감 클리닉을 만들어내야 한다. 병원과 의료진이 먼저 진료실을 진료실답게 만들어야 한다. 진료실의 존재 의의와 가치를 매순간 실천해야 한다. 환자의 고통에 공감하고 환자중심적인 진료, 즉 공감진료를 실천해야 한다. 환자도 의료진과 병원을 신뢰해야 한다. 그리고 의료진의 판단과 결정을 존중해야 한다. 그렇게 함으로써 진료실이 풍성해질 수 있고 결과적으로 환자의 의학적 문제들을 효율적으로 풀어낼 수 있을 것이다. 의료체계의 개선 역시 매우 중요하다. 불합리한 의료체계와 의료 수가로 인해 공감 클리닉을 만들고자 하는 환자, 의료진 그리고 병원의 노력이 결실을 보지 못하기도 하기 때문이다.

필자는 『김 박사의 공감 클리닉』(2021)에서 '공감 클리닉 만들기 프로젝트'에 우리 모두 동참하자고 제안하였다. 그리고, 따뜻하고 풍성한 진료실을 만들기 위한 실천방안들도 구체적으로 제시한 바 있다. 또한, 공감 클리닉의 주인공인 '김 박사'를 소개하였다. 임상 능력이 뛰어나면서도 언제나 따뜻한 마음으로 환자 그리고 그의 가족들과 공감하고 소통할 수 있는 의사, 우리 모두가 진료실에서 만나기를 고대하는 이상적인 의사상을 실천하고자 애쓰는 가상의 인물로서 '김 박사'를 소개하였다. 필자는 김 박사를 소개하면서 김 박사가 진정 우리의 이상형 '김 박사'가 되는 과정이 그렇게 순탄하지만은 않았을 것이라고 지적하였다. 김 박사 또한 히포크라테스와 슈바이처를 꿈꾸며 임상의사가 되었지만 현장에서 실감한 의료환경은 녹록하지 않았을 것이고 환자들의 반응도 처음 그가 기대한 그 모습이 아니었을 것이다. 김 박사 역시 수없이 아픈 눈물을 흘려왔을 것이고 여러 차례 가운을 벗어버릴까 고민하기도 했을 것이다. 우리의 영웅 김 박사도 종종 환자의 불신에 괴로워했을 것이고 환자와의 갈등 속에서 잠을 설친 기억을 가지고 있었을 것이다.

우리가 김 박사의 공감능력을 학습하고 따뜻하고 풍성한 진료실인 공감 클리닉을 만들기 위해서는 좀 더 실천적인 접근이 필요하다. 김 박사가 걸어온 임상의사로서의 여정 속에서, 그리고 그가 40여 년 동안 겪은 임상사례들을 통해 이상적인 의사 '김 박사'로 변모해가는 과정을 구체적으로 엿볼 수 있으리라 기대한다. 그리고, 그가 현실 속에서 환자와의 갈등을 어떻게 해결해 나가는지에 대해서도 관찰할 수 있을 것이다. 이러한 통찰은 우선 의료진과 장차 의료진이 되려는 사람들에게 중요한 지침을 제공할 수 있을 것이다. 또한, 앞으로 진료실을 찾을 환자와 가족들이 진료실에서 의료진과 원활히 소통하는 방법과 최상의 진료 성과를 얻을 수 있는 방법을 제시할 수 있을 것이다.

앞서 언급했듯이, 공감 클리닉을 만들기 위해서는 병원과 의료진은 물론 환자와 보호자 그리고 사회 구성원 모두의 노력이 필요하고 의료체계의 개선 역시 필수적이다. 그러나 이 책에서는 병원과 의료진이 해야 할 일에 초점을 맞추고자 한다. '최상의 진료 성과를 얻기 위해 환자가 병원과 의료진을 신뢰할 필요가 있다'고 주장하기에 앞서, '의료인들이 어떻게 환자로부터 신뢰를 받을 수 있는가'라는 문제를 제기하고 그 대책을 제시하고자 한다. 공감과 소통 그리고 신뢰와 존중은 반드시 양방향적이어야 한다. 그러나, 이 책에서는 의료진의 변화와 노력을 우선적으로 구하고자 한다. 공감진료를 실천해야 할 책임이 대부분 의료진에게 있고 의료진이 먼저 바뀌어야 공감 클리닉을 성공적으로 만들 수 있기 때문이다.

이 책의 기획의도는 김 박사가 겪은 임상사례들을 소개함으로써 의료진이 스스로 자신과 자신의 진료실을 되돌아볼 수 있는 계기를 제공하려는 것이다. 따라서, 이 책에는 필연적으로 수많은 환자들이 걸어온 질환의 여정들이 기술되어 있다. 이 책에 등장하는 사례들은 필자의 오래된 기억을 바탕으로 기획의도에 맞추어 부분적으로 각색되었음을 밝힌다. 그러므로, 이 책에 소개된 대다수의 임상사례들은 실제로 환자들이 경험한 여정과 일치하지 않을 수 있을 것이다. 또한, 실제 환자들의 개인 정보가 노출되지 않도록 여러 전문가들의 자문과 함께 수차례의 세심한 검토를 거쳤음도 밝혀 둔다. 그럼에도 불구하고 혹여 유사한 질병과 유사한 상황을 겪고 있는 환자들이 스스로 자신들의 상황에 견주어 심적 부담을 느끼지 않을까 걱정스러운 것도 사실이다. 부디 이 책에 등장하는 사례들로 인해 마음이 무거워지는 분이 없기를 진심으로 소망한다.

지난 40여 년 동안 필자가 임상의사로서 만났던 사랑하는 환자들께 이 책을 바친다. 당신들을 진료실에서 만나고 당신들과 질환의 여정을 함께했던 추억은 제가 가지고 있는 자산들 중 가장 값진 것입니다. 앞으로 제가 어디에서 어떤 모습으로 살아가든지 당신들을 그리고 당신들께서 제게 보여주신 따뜻한 미소를 영원히 잊지 못할 것입니다. 정말로 고맙습니다.

그동안 필자가 임상의사로 살아오면서 좀 더 가까이 다가가고 싶어했던 '김 박사'들이 몇 분 기억난다. 필자의 스승과 멘토로서 필자가 꿈을 가질 수 있도록, 그 꿈이 실현되도록 그리고 그 꿈이 흐트러지지 않고 아름답게 꽃필 수 있도록 지금까지 이끌어 주셨던 분들이다. 그 분들은 필자의 마음이 흔들릴 때마다 바른 길을 가르쳐 주셨고, 몸과 마음이 약해질 때마다 필자의 손을 잡아 일으켜 주셨다. 그 은혜를 잊지 않겠습니다. 존경합니다!

그동안 필자와 함께 '김 박사'에게 다가가기 위해 함께 노력해왔던 동료 의료진에게 고마움을 전한다. 긴 시간 동안 필자와 진료를 함께해온 의사, 간호사, 의료기사 그리고 병원 직원들 모두에게 고개를 숙인다. 특히, 희로애락을 함께 나누며 처음 생각을 변함없이 지켜온 '간을 공부하는 사람들' 식구들에게 경의를 표한다. 그동안 함께 어깨를 나눌 수 있어서 정말 행복했습니다! 당신들이 '김 박사'이고 앞으로 '김 박사'를 키워낼 원동력입니다.

미래의 '김 박사'들에게 이 책을 전하고 싶다. 앞으로 환자의 손을 따뜻하게 잡아주겠다 결심하며 미래의 의료진을 꿈꾸는 젊은이들과 이미 그 길을 걸어가고 있는 학생들에게 이 책을 전한다. 꿈은 가진 사람만이 그 꿈을 이룰 수 있고 꿈을 가졌다면 이미 반은 이룬 것입니다. 꿈을 소중히 가꾸어 부디 존경받는 '김 박사'로 성장하길 두 손 모아 빕니다.

이 책을 무사히 마무리할 수 있었던 것은 오롯이 사랑하는 아내 이경란의 격려와 응원 덕분이다. 힘들 때 손을 잡아주고 멈춰서고 싶을 때 아무 말없이 등을 두드려준 그녀의 지혜 덕분이다. 사랑합니다!

2021. 11
풍납동 연구실에서
정영화

차/례

김/박/사/의/공/감/진/료/스/토/리/

CHAPTER
01

우리 엄마 살려내!

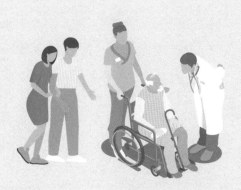

01

우리 엄마 살려내!

어느 환자 가족의 절규

김 박사가 출근한 지 약 30분쯤 지났을 때다. 연구실 문에서 조심스런 노크소리가 들린다. 가방을 내려놓고 하루 일정표를 메모한 후 이제 겨우 커피 한 모금을 머금고 있을 무렵이다. "네, 들어오세요."

레지던트 박 선생이 초췌한 얼굴로 고개를 숙인 채 머뭇거리며 들어온다. 무슨 큰 죄를 지은 듯한 모습이다. "박 선생, 무슨 일이지요? 왜 어디 불편한 데라도 있는 겁니까?" "저…… 교수님, 어젯밤에 연락드렸던 중환자실 환자께서 새벽에 임종하셨습니다. 그런데 가족들이 '왜 환자를 죽였느냐?'며 시신을 인수하려고 하지 않습니다. 그리고…… 꼭 교수님을 만나 얘기를 들어봐야겠다고 합니다." "갑자기 황망한 일을 당한 가족들 입장에서는 그럴 수도 있지. 그래, 가족들께서는 지금 어디에 계시나?" "회의실에서 기다리시도록 했습니다." "잘했네. 그런데 혹시 가족들과 다투지는 않았겠지?" "그럼요. 예전에 교수님께서 말씀해 주신 대로 가족들을 위로해 드리려고 제 나름의 최선을 다했습니다. 가족들의 불만을 경청하고 의무 기록도 가족들이 요구하기 전에 이미 다 복사해 드렸습니다." "잘했네, 박 선생. 밤새 수고해주어 고맙네. 나머지는 내가 해야 하는 일이니까 박 선생은 우선 몸과 마음을 추스르게."

김 박사가 중환자실 초입에 있는 소회의실로 들어선다. 회의실 밖에서 걱정스레 김 박사를 기다리고 있던 중환자실 주치의 이 선생과 법무과 직원 한 사람이 동행한다. 방의 한가운데에 놓인 긴 책상 건너편에 네 사람이 앉아 있다. 아니 의자에 비스듬히 기대어 팔짱을 끼고 김 박사를 노려보고 있다. 가만두지 않겠다는 표정들이다. 김 박사가 눈인사를 하고 의자에 마주 앉으려는 순간 고함소리가 들린다. "김 선생, 말씀을 좀 해 보시오. 당신을 믿고 지난 20년 동안 이 병원에 다녔는데 이렇게 환자를 죽일 수가 있는 거요? 멀쩡하게 걸어 들어온 환자를 당신들이 여기저기 쑤셔대다가 끝내 이렇게 죽여 버리다니…… 참 어이가 없어서…… 아직 환갑도 되지 않은 젊은 나이에 이렇게 가게 하다니…… 김 선생! 두말하기 싫으니 우리 집사람 살려내!" 환자의 남편이 고함을 치며 김 박사에게 상체를 들이민다. 입에서 약간의 술냄새가 풍긴다.

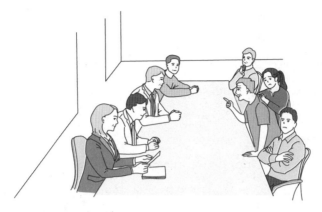

그림 1. 절규하는 환자 가족과의 만남

의료진은 절규하는 환자 가족들을 만날 때 남북회담에 임하는 대표들이 느끼는 것 못지 않은 팽팽한 긴장을 느낀다.

"네, 아버님께서 지금 어떤 심정이신지 제가 충분히 이해합니다. 시간은 넉넉합니다. 우선 의자에 앉아 진정하시고 천천히 얘기를 나누기로 하시지요." 김 박사는 낮은 목소리로 말한다. 남편이 딸에게 이끌리어 의자 한 켠에 몸을 기댄다. "우선, 갑자기 가족을 잃고 마음이 많이 힘드실 가족들께 위로의 말씀을 드립니다. 지금 제 눈 앞에도 환자분의 얼굴이 아른거립니다. 지난 20여 년을 저와 함께해온 환자분의 선한 얼굴이 기억나 제 맘도 몹시 아픕니다. 게다가, 저희 의료진이 최선을 다했음에도 가족들께서 저희들의 진료에 불만을 가지셨다고 하니, 옳고 그름을 떠나 우선 송구하다는 말씀을 드립니다. 그리고, 진료팀을 맡고 있는 내과 교수로서 제가 마땅히 가족들께서 불만을 가지고 계신 저희들의 진료 전반에 대해 이해시켜 드릴 의무가 있다고 생각합니다. 우리 의료진과 병원 그리고 진료의 어느 부분이 만족스럽지 않으셨는지 제게 차근차근 얘기해 주십시오. 제가 이해시켜 드려야 할 부분은 충분히 설명해 드리고 책임져야 할 부분이 있다면 책임지도록 하겠습니다." 김 박사는 덧붙인다. "참고로 말씀드립니다만, 이 병원에서 환자에게 행해진 모든 진료 행위들은 제 감독하에 이루어진 것이기 때문에 이에 대한 불만은 모두 저에게 말씀해 주시기를 부탁드립니다. 간호사, 전공의 혹은 시술의사에게 말씀하지 마시고 저에게 얘기해 주십시오. 제가 감당해야 할 몫입니다."

김 박사의 얘기를 듣고있던 남편은 그동안 김 박사에게 험한 말을 한 것이 마음에 남은 듯했지만 이번엔 김 박사 말고 다른 대상, 책임을 물을 다른 대상을 찾으며 거친 말투로 소리쳤다. "김 선생, 당신이 뭔데 모두 다 뒤집어 쓰려고 해! 난 우리 집사람을 여기저기 찔러대서 죽인 최 아무개를 만나야겠어. 가만두지 않을 거야." 흥분한 아버지를 딸이 나서서 말린다. "아버지, 이러지 마세요. 일단 설명을 들어보자구요." 침착하려고 애쓰는 딸의 눈이 촉촉히 젖어 있다. 하지만 그 속에서 끓어오르는 분노를 숨길 수는 없다. 김 박사는 잠시 절벽을 대하는 느낌을 받는다.

환자와 김 박사의 동행

홍 아무개님은 20여 년 전에 만성 B형 간염으로 진단받았다. 그 후로 줄곧 김 박사의 간클리닉에 다녔다. 몇 차례 간염이 악화하여 고생했지만 항바이러스제 덕분에 그 고비들을 잘 넘겼다. 10년 전쯤에는 김 박사로부터 간경변증으로 진행되었다고 얘기를 들었다. 그러나, 5년 전부터 항바이러스제를 끊을 수 있었고 그 이후로는 얼마 동안 특별한 증상 없이 잘 지낼 수 있었다. 물론 지난 20여 년간 정기적으로 혈액검사, 초음파검사 그리고 CT 스캔 같은 검사를 하면서 간암이 생기지 않았는지 감시해왔다. 삼사 년 전까지는 그랬다. 김 박사 말을 잘 따라 그렇게 해왔다. 환자와 가족들은 늘 김 박사에게 고마워했다. 김 박사 덕분에 B형 간염과 간경변증을 잘 관리해왔다고 생각했다.

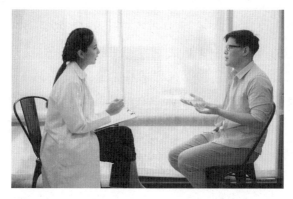

그림 2. 공감진료
의사가 환자의 고통에 공감하고 환자가 의사를 신뢰하면서 의사의 결정을 존중해야 공감진료가 완성된다.

오랫동안 만성 질환을 관리하며 살다 보면, 바쁜 일상 속에서 남편과 자식들을 돌보다 보면, 가정 주부들은 흔히 당신의 질환을 잊고 지내기 십상이다. 특히 질병이 안정기에 접어들어 큰 불편을 느끼지 않게 되면 당신을 관리하는 일은 우선순위에서 맨 뒷자리로 밀리기 쉽다. 홍 아무개 환자도 그랬다. 한동안 병원에 가는 일을 게을리했다. 'B형 간염이 안정되어 있어도 간암이 발생할 확률이 정상인에 비해 100배 내지 200배가량 높으니 반드시 정기검사를 해야 한다'는 김 박사의 당부를 멀리하고 지난 일 년 반 동안 병원에 가지 않았다.

재작년에야 다시 병원을 찾았다. 예전에 김 박사가 처방한 혈액검사와 CT 스캔 검사를 받고 그 결과를 확인하기 위해 김 박사의 간클리닉을 방문했다. 걱정이 되어 남편 손을 꼭 잡고 병원에 왔다. 병원 문을 들어서니 가슴이 주체할 수 없이 콩닥거렸다. 진료실로 들어서려고 할 때엔 두 다리가 후들거려 제대로 걷기도 힘들었다. 김 박사의 눈을 똑바로 쳐다보기조차 어려웠다. "오랜만에 오셨군요. 그동안 다른 병원에서 검사를 좀 받으셨나요?" "아니요. 그렇게 하지 못했습니다. 죄송합니다." "우리 병원에 오실 사정이 못 되면 다른 곳에서라도 검사를 좀 받지 그러셨어요. 어쨌든 이제라도 병원에 오셨으니 다행입니다. 결과를 함께 보시지요." 컴퓨터를 보는 김 박사의 눈이 몹시 바쁘다. 그리고, 그의 표정이 좋지 않다. 점점 더 심각해진다.

"오늘 검사엔 문제가 좀 있군요. 이 사진을 좀 보시겠습니까?" 김 박사는 CT 스캔을 가리키며 환자와 눈을 맞춘다. (그림 3) "여기가 간입니다. 이런 모양이 정상 간 색깔이고요. 그런데, 여기 이곳은 좀 얼룩덜룩하게 보이지요. 이렇게 경계도 명확하게 그려지고요. 유감스럽게도 간에 종양이 생긴 것 같습니다. 혈액검사에서 종양 수치가 상승한 것을 함께 감안하면 간에 악성 종양이 생겼을 가능성이 높습니다. 서둘러 입원해서 정밀검사를 시행한 연후에 그

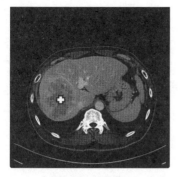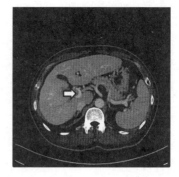

그림 3. 간세포암종 환자의 CT 스캔 소견

CT 스캔에서 간경변증과 비장종대의 소견이 보이고 우측 간 속에 간세포암
종(✚)과 간문맥혈전(➡)이 있다.

결과에 따라 최선을 다해 치료해 보기로 합시다."

환자는 당황한다. 어찌할 바를 모르겠다는 표정으로 남편을 쳐
다본다. 남편이 잠시 생각에 잠긴다. 그러고 나서 입을 연다. "암
이란 얘깁니까? 확실합니까? 그럼 고칠 수는 있습니까?" 이 질문들
은 김 박사도 직답하기 어려운 것들이다. "글쎄요. 모든 것을 다
명확하게 말씀드리기는 어렵지만, 오늘 검사 결과들을 보면 간암
이 생겼을 가능성이 높습니다. 입원해서 좀 더 정밀검사를 해 볼
필요가 있습니다. 정말로 간에 생긴 것이 악성 종양인지, 그렇다면
몸의 어디까지 퍼져 있는지, 어떤 치료를 시행할 수 있는지 그리
고 치료를 잘 견뎌낼 수 있는지를 좀 더 검사해야 합니다. 그런 다
음에 제가 그 결과들을 종합해서 앞으로 어떻게 치료해야 할지를
명확하게 말씀드리겠습니다. 일단 서둘러 입원하시는 것이 좋겠습
니다." 환자는 어리둥절해 하고 남편은 하늘만 쳐다본다. "부디 서

둘러 입원하시기 바랍니다. 진료실 밖에 있는 간호사가 빨리 입원할 수 있도록 도와드릴 것입니다."

환자는 보름 후에 입원했다. 그리고, 사흘간의 검사를 마치고 병실에서 김 박사를 만났다. 남편 그리고 딸과 함께. 김 박사가 입을 연다. "어젯밤에는 잘 주무셨습니까? 검사받는 동안 힘든 일은 없었습니까?" "병원에서 모두 잘 해주셔서 힘든 일은 없었습니다." 김 박사는 자세를 고치며 말을 잇는다. "지난 20여 년 동안 만성 B형 간염을 앓으셨고 그것이 간경변증으로 진행된 것은 이미 알고 계시지요?" "네, 알고 있습니다." "만성 간염 혹은 간경변증이 있으면 간암이 생기기 쉽습니다. 물론 누구에게나 생기는 것은 아니지만요. 그런데 불행하게도 환자분께 간암이 생겼습니다. 검사 결과를 종합해 보니, 지난번에 외래 진료실에서 보여드렸던 CT 스캔 속의 종양이 악성으로 보입니다. 요즈음은 대부분 조직검사 없이 이렇게 임상적으로 진단합니다. 이 종양은 열심히 치료하지 않으면 점점 커지고 퍼질 수 있습니다. 또 환자분의 경우 종양의 크기가 크고 그 위치도 좋지 않습니다. 간의 중앙부에 위치해 있고 이미 간 속에 있는 혈관, 즉 간문맥으로 뚫고 들어가 있습니다. 또한 불행하게도 혈관을 통해 이미 폐에도 퍼져있는 것으로 보입니다. 조금 더 일찍 종양의 크기가 작을 때 그리고 간 밖으로 퍼지기 전에 발견했었으면 하는 아쉬움이 있습니다. 종양이 이렇게 퍼진 경우에는 사실상 완치를 기대하기 어렵습니다. 경험이 많은 의사들의 경우에도 이런 상황에서는 치료방법을 결정하는 데에 매우 힘들어하고 또 치료 방법에 대해 의견의 차이를 보이는 것이 사실입니다. 그러나, 환자분의 경우에는 아직까지 간기능이 잘 유지되어 있는 상태이기 때문에 저는 적극적으로 종양을 줄이는 노력을 해 보자고 환자분께 권합니다. 제 의견으로는 화학색전술과 표적항암 치료를 함께 시도하는 것이 좋을 것 같습니다. 혹시 제 설명이 이 해되지 않으시거나 의문사항이 있으시면 말씀해 주십시오."

환자는 길게 한숨을 내쉬었다. 그리고는 고개를 떨구었다. 남편과 딸은 서로의 시선을 외면했다. 그리고 아무 대답이 없었다. 김 박사가 환자의 손을 잡고 말한다. "최선을 다해 보시지요. 저희들이 힘껏 도와드리겠습니다. 의사들도 환자의 치료 성과에 대해서 모두 다 알지 못합니다. 최선을 다한 후에 좋은 결과를 기대해 보기로 하시지요."

치료를 시작하고 일 년여 동안은 비교적 성과가 좋았다. 간 속 종양들도 그 크기가 많이 줄었고 폐 속 결절들도 더이상 커지지 않았다. 환자는 가벼운 약물 부작용 이외에 다른 증상을 호소하지 않으면서 비교적 잘 지냈다. 그런데, 얼마 전에 간헐적으로 명치 부위가 쥐어짜듯이 아프다가 좀 나아지는 증상이 발생했다. 그때 마다 진땀이 나고 토할 것 같은 느낌도 있었다. 그러더니 점점 소변 색이 진해졌다. 오랜만에 친정에 온 딸이 엄마를 보고 깜짝 놀란다. "엄마, 혈색이 안 좋아. 아픈 데 없어? 아니, 피부가 노랗게 변했는데……! 안 되겠다. 빨리 병원에 가보자."

응급실에서 CT 스캔을 위시한 여러 검사들을 시행한 후 그 결과를 종합해 보니, 간암이 좌우측 담도를 광범위하게 막아서 황달이 발생한 것이었다. 서둘러 내시경을 이용하여 담도 속으로 스텐트를 삽입하였다. 막힌 담도를 뚫어 복통과 황달을 치료하고 간기능도 보존하기 위한 노력이다.

환자를 입원시킨 후 경과를 지켜보았다. 그런데, 불행하게도 담도가 다시 막혀 복통과 황달이 재발했다. 내시경 삽관술을 재차 시도했으나 이번에는 그것마저 쉽지 않았다. 종양에서 피가 나와 자꾸 스텐트를 막아버리는 것은 물론 일부 담도로는 삽관 자체가 어려웠다. 담즙을 배출시키기 위한 다른 시도를 서둘러야만 했다. 피부를 통해 간내 담도 속의 담즙을 배출시키는 시술을 시행했다.

지난 금요일에는 환자에게 고열과 오한이 나타났다. 담도 폐쇄로 인한 담관염이 발생한 것이다. 응급조치 후 중환자실에서 항생제 치료를 병행하며 환자를 집중 관찰했다. 병실에서 환자를 돌보던 레지던트 박 선생과 중환자실에서 환자를 맡게 된 이 선생이 함께 의논하며 환자를 돌보았다. 김 박사 진료팀의 전임의도 호출하여 향후 치료 계획에 대해 의논하였다.

중환자실 의료진의 밤샘 노력에도 불구하고 일요일 오후부터 환자 상태가 갑자기 나빠졌다. 고열과 오한이 다시 나타나고 동시에 환자는 심한 복통을 호소했다. 그리고, 환자의 활력징후에 이상소견이 나타났다. 혈압이 떨어지고 맥박이 빨라졌다. 소변양도 급격히 줄었다. 급속도로 패혈증 징후들을 보이는 것으로 판단했다. 다시 담도를 개통하려는 노력들을 다양하게 시도하였으나 모두 허사였다. 약물을 이용하여 심폐기능을 유지하고 혈액투석으로 대사이상을 바로잡는 등 전방위 노력들을 서둘러 시작했다. 그리고, 박 선생은 휴대폰으로 김 박사에게 환자 상태를 보고했다. 그때 김 박사는 지방 출장 중이었다. 자세히 상황을 파악한 김 박사는 '진료팀 전임의의 자문을 받아 중환자실에서 최선의 내과적 조치를 다하라'고 지시했다.

의료진이 최선의 치료를 다했음에도 불구하고 환자의 활력징후들을 정상범위로 유지하기가 힘들었다. 중환자실 이 선생과 김 박사 진료팀 박 선생은 환자 가족들을 중환자실 안에 있는 소회의실로 오시도록 했다. 그리고 어렵게 입을 열었다. "지금 환자 상태가 매우 안 좋습니다. 최선의 치료를 다하고 있는데도 불구하고 패혈증이 나아지지 않습니다. 앞으로도 최선을 다할 것입니다만, 치료에 반응이 없으면 환자가 얼마 더 버티지 못할 수도 있습니다."

딸이 먼저 주저 앉으며 큰 소리로 울부짖는다. "무슨 얘기야! 우린 엄마를 포기할 수 없어! 무조건 살려내란 말이야!" 남편은 박 선생 손을 움켜쥐고 무릎을 꿇는다. "제발, 제발…… 선생님, 살려주세요. 우리 집사람 좀 살려주세요." 그때 들려오는 간호사의 다급한 목소리. "이 선생님, 홍 아무개 환자 심정지예요." 이 선생과 박 선생은 환자에게로 달려갔다. 그리고 30여 분간의 심폐소생술에도 불구하고 환자의 심장은 돌아오지 않았다.

따뜻한 공감과 뜨거운 눈물

김 박사는 잎에 앉아있는 가족들의 표정을 돌아가며 전전히 살펴본다. 의료진을 향해 던지는 거친 단어 속에 숨겨진 안타까움, 긴 시간 동안 만성 질환으로 고통받으며 힘겹게 가족들을 지켜오던 아내를 향한 애틋한 사랑, 이제는 그만 놓아 주어야만 하는 아내의 손으로부터 전해지던 따뜻한 온기, 정말로 믿고 싶지 않은 사랑하는 사람과의 이별이 남편으로 하여금 이토록 몸부림치며 울부짖게 하고 있다. 딸은 지금 김 박사를 몰아세우고 있다. 겉으로는 그렇다. 엄마가 왜 이토록 빨리 돌아가셔야 했는지, 의료진과 병원은 엄마를 살려내기 위해 진정 최선을 다했는지 빠르고 높은 목소리로 묻고 있다. 김 박사를 향한 눈초리도 매섭다. 그러나, 이를 바라보는 김 박사의 마음속에는 슬픈 감정이 더 많다. 작은 움직임도 거부하며 눈물마저 막고 있는 딸의 얼굴에 비친 작은 근육들의 실룩거림이 애처롭다. 금세라도 울음을 터뜨릴 것 같은 남동생의 어색한 으름장까지 듣고 나서 김 박사는 정중하게 자세를 고친다.

"지금 가족분들께서 말씀해 주신 궁금증과 겪고 계시는 고통을 충분히 이해합니다. 저는 지난 20여 년간 환자와 함께해온 의사로서 가족분들께 위로를 드리고 가족분들의 마음이 속히 평화로워질 수 있도록 최선을 다해 돕고 싶습니다." 김 박사는 가족들에게 그동안의 치료과정을 정리해서 설명해 드리는 것이 그들이 마음을 추스르는 데 도움이 될 수 있으리라 생각한다. "가족분들께서 그간의 치료과정에 대해 정확하게 알고 싶어 하시는 것 같아 이에 관해 먼저 말씀을 드리겠습니다. 환자분께서는 지난 20여 년 동안 만성 B형 간염과 간경변증이라는 어려운 만성 질환을 잘 관리해 오셨고 힘든 치료도 잘 견뎌 오셨습니다. 무엇보다 환자분과 가족들의 노력 덕분입니다. 그러나, 지금까지 여러 고비에서 현대의학의 혜택을 받은 것 역시 사실입니다. 환자분께서 간암으로 진단받고 지난 일 년 반 동안 잘 견디신 것도 현대의학의 혜택입니다. 물론 이 결과도 환자분과 가족들의 인내와 노력들이 합해진 결과입니다만." 김 박사는 잠시 숨을 고른 후 말을 잇는다. "그런데, 현대의학에도 한계가 있습니다. 의료진이 최신 의료기술들을 이용하여 최선을 다함에도 불구하고 치료할 수 없는 부분이 존재합니다. 간암 치료를 위해 화학색전술을 하거나 표적요법을 시행하면 종양을 줄이거나 그 진행을 차단하는 효과를 얻기도 합니다. 홍 아무개 환자분도 그런 긍정적인 효과를 보았습니다. 그러나, 그 과정에서 간기능이 조금씩 나빠지는 것을 감수해야 합니다. 그 결과 출혈이나 감염이 발생할 위험이 점차 커집니다. 또한, 치료에 반응하지 않은 종양들이 자라서 홍 아무개 환자분께서 겪으신 것처럼 담도를 막아 황달을 일으키기도 합니다. 불행하게도 환자분께 이런 일이 발생했고 의료진이 최선의 노력을 다했음에도 유감스럽게 어제 이곳에서 돌아가시게 된 것입니다. 그러나, 의학적으로 보면, 환자분께서는 간기능이 견뎌낼 수 있는 최대한의 기간 동안 견뎌내신 것입니다. 그동안 최신 의학지식을 총동원해서 최대한으로 종양을 줄여온 것입니다. 합병증이 발생한 후에도 현대의학으로 가능한 방법들을 모두 다 시도한 것입니다. 무엇보다 환자분과 가족들은 주어진 여건 속에서 최선을 다하신 것입니다. 긴 시간 동안 옆에서 지켜봐 온 주치의로서 드리는 말씀입니다. 저희 의료진은 이렇게 끝까지 저희들을 믿고 따라와 주신 환자분과 가족들께 감사의 말씀을 드리고 싶습니다." 김 박사는 다시 한번 가족들을 둘러본다. 그리고 말을 잇는다. "다시 말씀드리지만, 환자분과 가족들께서는 최선을 다하셨습니다. 지금 이 시간, 지난 20여 년간 함께했던 환자를 보내는 제 마음도 몹시 아픕니다. 그러나, 이제 우리 모두가 받아들여야 할 시간입니다. 부디, 짧은 시간 동안만 슬퍼하시고 속히 마음의 평화를 되찾으셨으면 좋겠습니다."

딸이 먼저 울음을 터뜨린다. 두 손으로 얼굴을 감싸며 크게 소리내어 운다. "엄마……! 엄마……!" "엄마, 우린 어떡해!" 그리고 고개를 든다. 눈물도 닦지 않은 채 김 박사에게 묻는다. "교수님, 우리 정말 최선을 다한 거죠? 우리 엄마 잘 보내드린 거죠?" "그럼요. 현대의학으로 할 수 있는 최선의 노력을 다했습니다. 오랫동안 환자를 돌봐온 주치의로서 말씀드리는 겁니다."

남편은 초점 없이 하늘을 본다. 김 박사를 쳐다보기가 민망하다. 뭔가 들킨 것 같은 머쓱함이 밀려온다. 그런데 스며 나오는 눈물은 감출 수가 없다. 남동생이 용기를 낸다. "교수님, 감사합니다. 그동안 수고 많으셨습니다. 다음에 제 문제로 찾아 뵈어도 되지요?" 김 박사가 손을 내민다. 손을 잡고 어깨를 두드리며 말한다. "물론입니다. 그런데, 다음에는 웃으며 만납시다." 가족들이 서로를 바라보며 피식 웃는다. 그리고 그제야 마음놓고 눈물을 훔친다.

김 박사는 오랫동안 환자의 손을 잡고 질환과의 여정을 함께 걸어왔다. 그리고 지금, 사랑하는 사람을 잃은 가족들의 아픔을 함께 느끼며 그들을 진심으로 위로하고 있다. 이런 김 박사의 마음과 행동이 환자 가족들에게 온전하게 전달되어 끝내 가족들로 하여금 뜨거운 눈물을 흘리도록 만들었을 것이다. 마지막 순간까지 최선을 다한 김 박사의 정성과 모든 책임을 안고 가겠다는 그의 진실함이 굳게 닫혔던 가족들의 마음을 활짝 열도록 만들었을 것이다. 오랫동안 다져온 김 박사와 가족 간의 신뢰 덕분에 그들은 힘든 순간에 서로 포옹할 수 있었을 것이다.

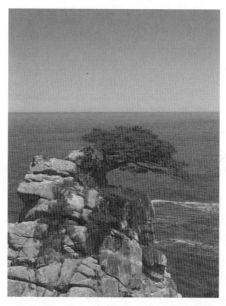

그림 4. 맑은 동해와 어울리는 하조대 앞 소나무

의사-환자 간의 갈등을 해결하고 따뜻한 포옹을 나누는 장면은 동해의 맑은
고요와 함께 암석 절벽 위에서 고고한 자태를 자랑하는 하조대 소나무가 주는
감동과 비견할 수 있으리라.

꽃 길

라일락 향기
보랏빛 카펫을 펼친다
두 팔 벌려
민들레를 맞는다

마주잡은 조막손이
정겹고 따뜻하다
나란한 어깨춤이
대견하고 부럽다

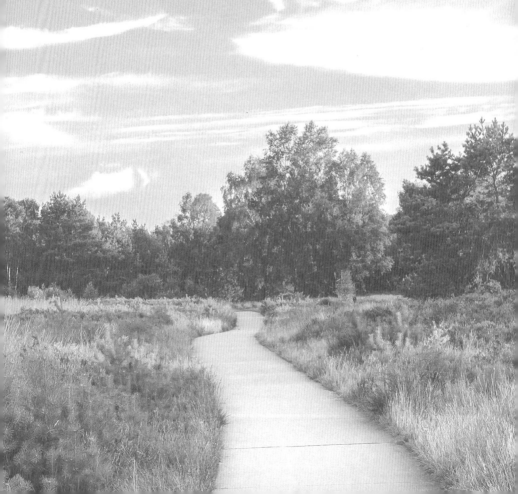

CHAPTER

02

김 박사의 월요일 Ⅰ:
의대생과 전공의 교육

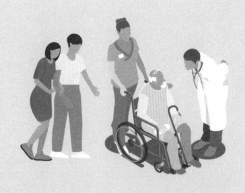

02

김 박사의 월요일 I : 의대생과 전공의 교육

김 박사는 월요일 아침이 두렵다. 출근길 넥타이를 고르는 것부터 조심스럽다. 거울을 보며 매무새를 고치는 손길은 건성이고, 부디 주말 동안 환자들이 평안했기만을 바라는 마음이 간절하다. 어깨를 으쓱이며 억지로 에너지를 불어넣는다. 엊그제 한강변을 걸으며 추스른 몸과 마음이 밑천이다.

출근하면 마주칠 일들이 생각난다. 수십 년 동안 때묻은 책상과 책꽂이 그리고 익숙한 물건들이 반갑게 김 박사를 맞을 것이다. 연구실 문을 열면 목마른 카네이션 화분이 기다렸다는 듯이 김 박사에게 손짓하고 해피트리 분재도 방긋 웃으며 먼저 악수를 청할 것이다. 그러나, 반가운 이들과의 인사를 마치고 나면 이제 시작이다. 밀린 숙제를 해야 할 시간이다. 의대 교수로서, 과학자이며 연구자로서 그리고 어려운 임상 과제들을 풀어나가야 하는 선도적

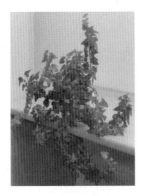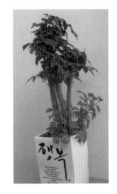

그림 1. 김 박사를 아침마다 맞아주는 카네이션 화분과 해피트리 분재

김 박사의 연구실에는 카네이션 화분과 해피트리 분재가 몇 년째 자리를 지키고 있다. 스승의 날에 제자들로부터 받은 선물이기도 하거니와 유달리 정이 많이 가는 친구들이기 때문에 김 박사가 소중히 간직하고 있다.

임상의사로서 해야 할 일들이 태산이다.

우선 컴퓨터를 켠다. 그리고 메일부터 확인한다. 읽지 않은 메일 리스트가 두세 페이지를 넘어간다. 두려움에 한숨부터 나온다. 그러나 이것 역시 김 박사 자신의 선택이었다. 김 박사는 얼마 전부터 휴일에 이메일을 확인하지 않기로 했다. 수십 년 동안 일 중독에 빠져 아내와 자식들에게 소홀했던 잘못을 깊이 반성했기 때문이다. 휴일 동안만이라도 아내와 함께 집안일을 의논하고 가족들과 함께 사랑을 나누자고 마음먹었기 때문이다. 하지만, 이런 결심이 김 박사의 월요일을 좀 더 무겁게 만든 것도 사실이다.

컴퓨터 속에서 논문 지도학생들이 간절하게 도움을 청하는 목소리가 들린다. 그들은 모두 바쁜 일정 속에서도 학문의 길을 병행하는 장한 얼굴들이다. 온 힘을 다해 자료들을 모으고 분석하며 수많은 밤을 고민하다가 어렵사리 김 박사에게 도움을 청하는 것이리라.

의대생들을 대상으로 하는 강의와 전공의의 임상교육에 참여해 달라는 메일도 눈에 띈다. 그들에게 좋은 뜻을 심어주고 그들을 전문가로 만드는 일은 김 박사가 교수를 시작하던 첫 날부터 간절히 소망하는 일이다. 능력 있고 선한 뜻을 가진 임상의사를 만드는 일이야말로 김 박사의 손이 미치지 않는 시간과 장소에까지 김 박사의 숨결을 전할 수 있는 일이기에 김 박사는 이 일에 정성을 쏟는다. 김 박사는 잊기 전에 서둘러 메일에 답을 하고 책상 한 켠에 놓인 달력에 메모를 남긴다.

이제부터가 진짜 가슴 졸이는 시간이다. 정확하면서도 적시에 환자중심적인 판단과 결정을 연속적으로 해내야 할 순간이다. 고열에 시달리던 김 아무개 환자는 주말 동안 어떻게 지냈을까? 기침 때문에 잠 못 이루던 황 아무개 환자는 이제 좀 안정되었을까? 다가오는 죽음이 두려워 음식마저 거부하던 최 아무개 환자의 마음은 좀 편안해졌을까? 많이 궁금하다. 조심스레 둘러본 컴퓨터는 요물이다. 김 박사의 마음을 안심시키기도 하다가 김 박사로 하여금 두 손을 모으고 머리를 조아리도록 만들기도 한다.

의대생들과의 대화

김 박사의 연구실 문을 두드리는 노크소리가 들린다. 오전 10시다. "네, 들어오세요." 역시 예상한 대로 진료팀 전임의 양 선생과 레지던트 박 선생이 들어온다. 그런데 오늘은 여러 명의 가운들이 뒤따른다. 임상실습 중인 의대생들이다. 김 박사는 잠깐 당황했지만 지난 주에 읽은 메일을 기억해내고 '아차' 한다. 이번 주부터 임상실습 학생들이 병실 회진에 동행한다고 연락을 받았었다. 김 박사는 마음을 가라앉히고 지금까지 오랫동안 실천해오고 있는 교육 프로그램을 머릿속으로 정리한다. 그리고, 연구실 한 켠에 놓인 탁자를 가리키며 말한다. "학생들, 저기 탁자 주위에 있는 의자에 둘러 앉으세요. 양 선생과 박 선생도 같이 앉지요."

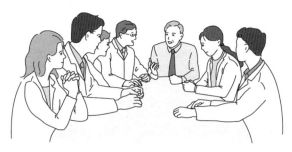

그림 2. 김 박사의 교육

김 박사는 특히 교육에 관심이 많다. 의대생, 전공의 그리고 전임의들이 '좋은 의사'로 성장하는 데 징검다리가 되고 싶은 욕심이 크다.

김 박사는 냉장고 문을 열고 음료수 캔들을 있는 대로 꺼내 놓는다. 인원 수에 맞추느라 애를 쓴다. 그리고, 가운데에 있는 자신의 의자에 자리를 잡는다. 들고 있던 생수 병을 탁자 위에 내려 놓으면서. "우선, 음료수부터 한 모금 마시고 시작합시다. 나이 많은 어려운 교수 연구실에 왔다고 생각하지 말고 아버지 방에 들렀다고 생각하고 편한 마음으로 얘기를 나누도록 합시다."

강의실에서는 그토록 활기차던 학생들이 풀이 죽어있는 모습이다. 강의를 들을 때는 눈에서 레이저를 쏘아대던 학생들의 어깨가 처져 있다. 건네준 음료수 캔을 마지못해 따 놓고는 입으로 가져가지 못한다. "학생들, 앞에 있는 음료수를 내 얘기가 끝나기 전까지는 다 마셔야 합니다. 마시지 않은 학생들은 음료수 값을 내고 나가야 합니다." 학생들은 그제야 한 모금을 삼키며 김 박사를 향해 미소를 보낸다. 김 박사는 학생들에게 조금 더 힘을 주어야겠다고 생각한다. "의대 본과 일이 학년을 마치고 마침내 환자를 만나러 병원에 왔군요. 축하하고 환영합니다. 처음 입는 가운이 어색하지요? 정장과 구두도 불편하지요? 그러나 이런 것까지도 임상의사가 되기 위한 과정이니 잘 적응해야 합니다. 임상실습을 위해 처음 병원에 와보니 다들 각자의 일로 너무 바빠서 여러분에게 눈길 한 번 주는 일에도 매우 인색한 것처럼 보일 겁니다. 병동에서는 잠시 엉덩이를 붙일 곳을 찾기도 쉽지 않고 무슨 일을 어디서부터 해야 할지 난감할 것입니다. 스스로가 '꾸어다 놓은 보릿자루' 신세처럼 느껴질 겁니다." 학생들은 속을 들켜버렸다는 듯한 얼굴로 김 박사의 말에 귀를 기울인다. "그러나, 여러분은 이 병원의 주인입니다. 이 병원에서 당당히 교육을 받을 권리가 있습니다. 대학병원에 온 환자들은 교수들을 위시한 각 분야의 전문가들로부터 진료를 받는 특혜를 얻는 동시에 의학의 밝은 미래를 위해 미래의 전문가들을 양성하는 데 협조하겠다는 묵시적 동의를 한 분들입니다. 현재 병원에서 일하는 의료진은 최첨단의 진료를 행함은 물론 동시에 최상의 교육환경 속에서 훌륭한 미래세대 의료인을 양성할 책임을 지고 있는 것입니다. 따라서 여러분은 병원에서 눈치를 보거나 주눅들 필요가 없습니다. 오히려 당당하게 자신을 갈고닦아 훌륭한 의료인이 됨으로써 여러분을 길러준 사회에 보답하고 봉사할 수 있어야 합니다. 자, 이제 다같이 가슴을 펴볼까요? 이제 자신감이 좀 생깁니까?"

김 박사는 본론으로 들어간다. "학생들! 1학년 때 강의실에서 저와 만난 적이 있죠? 그새 잊은 것은 아니지요? 그때를 기억해보세요. 누구든지 어떤 이야기를 하든지 나에게 칭찬을 받았을 겁니다. 오늘 이 자리에서도 마음을 열고 얘기하고 함께 생각을 맞추어 보도록 합시다." "저 끝에 앉은 김 아무개 학생, 학생은 왜 의과대학에 왔나요? 아니 너무 답이 뻔한 질문을 했나요? 의대생들 중 열에 아홉은 임상의사가 되려고 하니까 이렇게 다시 물어 볼게요. 학생은 왜 의사가 되려고 합니까? 쑥스러운 질문일지 모르지만 스스로에게 물어보고 솔직하게 이야기해 볼까요?" 학생이 고개를 들어 반짝반짝하는 눈망울로 대답한다. "제 주위에는 의사들이 많습니다. 저는 어려서부터 그분들을 보면서 자라왔고 그분들처럼 되고 싶었습니다. 의사가 되면 병으로 고통받는 사람들을 위해 봉사할 수 있을 것이라고 생각해서 의대에 들어왔습니다. 훌륭한 임상의사가 되고 싶습니다." "참 좋은 뜻을 가지고 있군요. 그리고 임상의사의 좋은 모델을 가슴 속에 가지고 있으니 앞으로 존경받는 의사가 될 것입니다. 계속 정진하기 바랍니다."

"왼쪽 앞에 앉은 학생! 학생은 왜 임상의사가 되려고 하나요?" 학생이 잠시 생각하더니 작은 목소리로 대답한다. "사실 저에게는 좀 당황스러운 질문입니다. 저는 고등학교에 들어갈 때까지 미래의 직업에 대해 심각하게 고민해 보지 못했습니다. 대학에 대해 생각해야 하는 시기가 왔을 때 선생님과 부모님께서 의대 진학을 권하셨습니다. 학교 성적이 좋았던 것 같습니다. 뚜렷한 사명감이 있어서 결정한 것은 아니었고, 전문직을 가지는 것이 앞으로 안정되고 윤택한 생활을 유지하는 데 도움이 될 것이라고 생각했습니다. 그렇지만, 지금은 의사란 직업이 아픈 사람들을 돕는 일이어서 보람 있을 것이라고 생각하고 있습니다." "우선, 솔직하게 얘기해 주어서 고맙습니다. 어려운 이야기를 솔직하게 말해준 데 대해 칭찬합니다. 옛날에 제 나이 또래들이 대학에 다닐 적에는 지금 학생이 말해준 것처럼 솔직하게 마음을 털어 놓지 못했습니다. 사실, 총명하고 성적이 좋은 학생들이 의사가 되길 권유받는 것은 예나 지금이나 똑같은데 말이죠."

잠시 먼 데를 바라보다가 김 박사는 말을 잇는다. "임상의사가 사회적으로나 경제적으로 안정된 직업인 것은 사실입니다. 평균적으로 좀 더 많은 보수를 받는 것도 사실입니다. 저는 마땅히 그래야 한다고 생각합니다. 다른 직종의 사람들에 비해 상대적으로 많은 시간을 공부하고 수련하는 데 투자합니다. 좀 더 많은 위험을 감수해야 하는 직업이기도 합니다. 그러므로, 좀 더 대접받고 존경받는 것이 공평한 일이라고 생각합니다. 그러나, 학생의 경우 우수한 성적과 주위의 권유만이 의과대학에 진학한 동기는 아닐 것입니다. 그때 마음 한 구석에 다른 이들을 도와 주고 싶다는 생각이 전혀 없었다면 그런 결정을 하지 못했을 겁니다. 세상에는 의사보다 수입이 더 많은 직업, 더 안정적인 직업, 더 많은 존경을 받는 직업들이 많습니다. 그런데도 불구하고 여러분처럼 영특한 재원들이 그런 직업들을 마다하고 의사가 되려고 결심한 것은 고맙고도 대견한 일입니다. 여러분의 마음속에는 이미 어느 정도 봉사정신이 자리 잡고 있었을 것이라고 저는 믿습니다. 지금 여러분의 마음속에 존재하는 봉사정신의 형태와 강도는 개개인에 따라 차이가 있을 수 있습니다. 그러나 여러분이 각자 마음속에 품고 있는 그 보석은 여러분이 능력 있는 직업인으로 성장하면서 좀 더 현실적이고 아름답게 변화할 것이라고 믿어 의심치 않습니다."

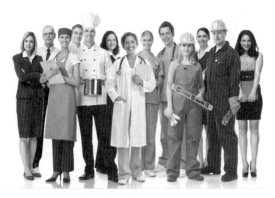

그림 3. 임상의사가 되고 싶은 이유

의대생들이 수많은 직업들 중에서 왜 임상의사가 되려고 결심했을까? 좀 더 많은 수입을 위해서? 가장 안정적인 직업이기 때문에? 많은 존경을 받고 싶어서?

김 박사는 이제 학생들을 '실력 있는 임상의사'로 키워내기 위한 첫 번째 포석을 시작하려 한다. "여러분, 본과 일학년 강의시간에 제가 꺼냈던 얘기를 기억할지 모르겠습니다. 환자의 정의가 무엇이며, 환자의 상대편에 있는 임상의사의 의미는 무엇인지에 대해 얘기했는데 기억할 수 있습니까?" 학생들은 어렴풋한 기억을 되살리며 다음 얘기를 기다린다. "**환자**란 일반적으로 급만성 질환 혹은 외상으로 인해 건강관리와 의료를 제공받는 사람을 말합니다. 그러나 임상의사 개개인의 위치에서 보면, **아픈 사람들** 모두가 자신이 돌보아야 하는 '**나의 환자**'일 수는 없습니다. 의학적인 문제를 가지고 있는 사람이 병원을 찾아 어떤 의사에게 전문적인 도움을 **청**할 때 비로소 그 **임상의사**의 환자가 되는 것입니다." 학생들이 집중한다. "그러면, 이런 환자의 상대편에 있는 그리고 이러한 환자를 돌보는 위치에 있는 임상의사는 누구입니까? 우선 사회에서 요구하는 기본적인 자격을 갖추어야 합니다. 의과대학을 졸업하고 의사면허시험을 통과해야 한다는 말입니다. 그러면 의사면허증을 가지고 있는 모든 사람들이 진정한 의미의 임상의사일까요? 앞에서 정의한 환자를 담당하여 그를 도와줄 수 있는 전문가의 자격이 있다고 할 수 있을까요? 임상의사는 '직업인'이어야 합니다. 일생을 의업에 바쳐 봉사할 의지가 있어야 합니다. 저는 여러분들이 그러한 결심을 하였기 때문에 이 자리에 있다고 생각합니다. 그렇지요?" 학생들은 모두 고개를 끄덕인다. "그렇다면 여러분은 이제부터 전문적으로 환자를 도와줄 수 있는 능력을 갖추어야 합니다. **실력**을 키워야 합니다. 의학적 도움을 청하는 환자에게 전문적인 도움을 줄 수 있어야 합니다. 그래야 전문가입니다. 여러분은 지금 이러한 임상능력을 키우기 위해 여기에 있는 것입니다. 생소한 복장으로 낯선 곳에서 어려움을 겪고 있는 것입니다. 그러면 여러분이 임상실습을 하면서 임상능력을 향상시키기 위해 앞으로 무엇을 어떻게 실천해 나가야 할까요? 이 문제에 대해서는 앞으로 저와 함께 지내면서 좀 더 구체적으로 토론해 나가기로 합시다."

김 박사는 긴 시간 동안 집중하고 있는 제자들이 대견하다. 그러나, 그들의 긴장이 무너지기 전에 서둘러 말을 잇는다. "진정 **실력 있는 임상의사**는 환자의 문제들을 효율적으로 해결하는 능력이 뛰어날 뿐만 아니라, 환자의 고통에 공감하고 환자, 보호자, 동료 의료진, 의료사회 그리고 주위에서 진료를 도와주는 모든 이들과 원만하게 소통하면서 협력하는 능력도 함께 갖추고 있는 의사입니다. 이런 의사만이 진료현장에서 궁극적으로 환자에게 이익을 가져다 줄 수 있기 때문입니다. 여러분은 이런 의사가 되기 위해 앞으로 임상실습 기간 동안은 물론이고 임상의사가 되어서도 지속적으로 스스로를 갈고닦아야 할 것입니다." 학생들의 머리가 무거워지고 있다고 느낀 김 박사는 오늘의 포석을 마친다. "지금부터 병실 환자들의 임상자료를 함께 검토한 후에 병실 회진을 시작하도록 합시다." 학생들이 컴퓨터에 나타난 실험실 검사 결과와 CT 스캔을 위시한 영상 자료에 시선을 모은다.

그런데, 그 순간 김 박사의 눈 앞에 20여 년 전 하늘나라로 보내드린 은사님의 얼굴이 선명하게 떠오르는 것은 무엇 때문일까?

이제 선생이 된 제자의 소망

누구에게 기억에 남는 그리운 얼굴을 꼽으라면 많은 이들이 선생님을 이야기합니다. 어느 때는 몰래 한 사랑의 대상으로, 또 누구는 오래도록 마음에 담아온 삶의 목표로 그리고 다른 이는 따스한 품이 한없이 그리운 하늘 같은 존재로 선생님을 그리며 사무치게 보고 싶어 합니다.

그런 선생님께서는 종종 매를 드셨습니다. 보고픈 선생님의 매를 한 번도 맞아보지 않은 이는 그리 많지 않을 겁니다. 매를 든 선생님께서는 그 순간 몹시 가슴 아파하셨고 차라리 당신의 종아리를 내밀고 싶어 하셨습니다. 매를 맞은 이 또한 서럽거나 원망스럽지 않았습니다. 아픔보다 그 속에 담긴 깊은 정이 그저 고마웠습니다.

세월이 흘렀다고 선생님의 본분이 달라지진 않습니다. 시절이 바뀌었다고 선생님이 제자들을 사랑하지 않는 건 아닙니다. 설혹 누가 좀 지나쳤다고 우리가 끝내 존경하고 위로받아야 할 선생님을 부정해선 안 됩니다. 어느 사회에나 조금씩 사명을 잊은 이들이 있기 마련입니다. 그렇다고 십 년 백 년이 지나도록 간직하게 될 푯대를 꺾어 버리는 잘못을 범해서는 안 됩니다.

선생님은 세월이 지날수록 더욱더 고마워지는 그런 분입니다. 내가 이만한 크기의 인간이 되기까지 당신을 불사르신 그 넓디넓은 마음은 나이가 들면 들수록 더더욱 고개 숙이게 하는 그런 분이십니다.

하늘 나라로 선생님을 보내드린, 이제 선생이 된 부끄러운 제자는, 아들놈이 그리고 예쁜 딸아이가 혹시라도 선생님을 무서워하거나 미워하여 나중에 정말로 힘들 때 위로받을 길 없이 이리저리 헤매는 일이 절대로 없기를 기도하는 마음입니다.

김 박사의 일기 <진료실 창가>에서:
하늘에 계신 은사님을 그리워하며

실력 있는 임상의사가 되는 길

이틀 후 오후 시간에 같은 그룹의 학생들이 다시 김 박사의 연구실을 찾았다. 김 박사는 기다렸다는 듯이 학생들을 맞는다. 학생들도 예전보다 편안한 얼굴이다. 학생들이 자연스럽게 탁자 주위 의자에 둘러앉는다. 권하지 않았는데도 미리 준비한 음료수에 손이 간다. 전임의 양 선생과 레지던트 박 선생이 오히려 의아해한다.

"학생들, 오늘은 힘들지 않았나요? 다리가 아플 테니 잠깐 앉아서 음료수 한 모금씩 마시고 시작합시다." 학생들의 표정이 예전과 다르다. 뭔가 재미있고 신나는 일이 있었던 것 같다. "오전에는 무슨 공부를 했나요?" 김 박사의 말이 끝나기 무섭게 한 학생이 대답한다. "영상의학과에서 고주파열치료를 견학했습니다." "그래, 재미있었나요?" "예, 매우 인상 깊었습니다. 교수님." "무엇이 그렇게 인상적이었나요?" 학생은 주저 없이 답한다. "시술하는 교수님의 자신감 있는 모습이 감동스러웠습니다. 그리고, 의사가 간암같이 어려운 질병을 치료해줄 수 있다고 생각하니 감정이 벅차 올랐습니다." 김 박사가 칭찬한다. "훌륭한 경험을 했습니다. 앞으로 여러분이 무엇을 어떻게 공부해야 하는지 힌트를 얻는 기회였습니다. 이런 경험을 통해 여러분이 앞으로 임상의사로서 일하게 될 때 자신을 돌아볼 수 있는 거울을 얻게 되는 겁니다." 김 박사는 학생들에게 질문 몇 개를 던진다. "그런데, 시술하는 교수님께서는 어떤 과정을 통해 그렇게 유용한 임상기술을 습득하셨을까요? 교수님께서는 어떤 환자에게 그런 시술을 시행할까요? 교수님께서 환자에게 시술하실 때 환자가 얻을 수 있는 이익과 환자가 겪을 가능성이 있는 고통은 무엇인가요?" 학생들이 대답을 주저한다. 김 박사가 정리한다. "지금 모든 질문에 대답을 하라는 것이 아닙니다. 앞으로 여러분은 임상실습을 하면서 환자와 환자의 경과를 많이 관찰하게 됩니다. 그럴 때마다, 조금 전에 제가 했던 것처럼 의

문을 가지고 그에 대한 답을 얻으려고 노력하기 바랍니다. 그런 노력들이 쌓이면 여러분은 1년 후 혹은 5년 후에 부쩍 성장한 자신의 모습을 보게 될 것입니다. 오늘 제가 던진 질문에 대한 답은 각자 열심히 공부해서 스스로 얻어내기 바랍니다."

김 박사는 본론으로 들어간다. "오늘 회진을 시작하기 전에 지난 시간에 미루어 두었던 얘기를 마무리하기로 하지요. 여러분은 임상실습을 하면서 아니 나중에 의사가 되어서도 임상능력을 향상시키는 노력을 계속해 나가야 합니다. 그렇기 때문에, 임상능력을 향상시키는 방법, 다시 말해 의사로서 실력을 쌓아나가는 방법에 대해 지금부터 좀 더 자세히 얘기하기로 합시다." 김 박사는 계획한 교육프로그램의 다음 단계로 넘어간다.

"저기 고개 숙이고 조용히 앉아있는 박 선생, 오늘도 많이 바빴지요? 출근해서 지금까지 무슨 일을 했는지 말해줄 수 있나요?" 잠시 다른 생각에 빠져있던 박 선생이 자세를 고치며 말한다. "출근해서 환자 차트를 검토하고 검사 결과도 확인했습니다. 그리고, 병실 회진을 하고 오더(의사 지시)를 낸 후에 교수님 회진을 준비했습니다." "수고했습니다. 힘들었지요? 그래, 혼자서 해결할 수 없는 문제들은 없었나요?" 박 선생이 대답한다. "큰 문제는 없었습니다, 교수님. 추후 해결해야 할 문제들은 교수님께 보고드리려고 정리해 왔습니다." "고맙습니다. 그것들은 조금 이따가 함께 의논하기로 하지요."

"학생들, 지금 레지던트 박 선생이 한 얘기를 잘 들으셨나요? 들으신 대로 의사들은 매일같이 환자들의 문제를 해결하기 위해 전문가로서 체계적이고 합리적인 판단을 계속 내려야 합니다. 우선, 그 과정들을 천천히 분석해 봅시다." 학생들의 눈망울이 또랑또랑해진다. 보석을 캐는 광부의 눈과 닮아있다. 김 박사도 절로 신이 난다.

"환자들은 각자 자신들의 의학적 문제를 가지고 병원과 의사를 찾습니다. 환자가 느끼는 증상이나 문제들 중 가장 중요하다고 생각되는 것을 우리 의사들은 주소(Chief Complaint)라고 하지요? '배가 아프다', '기침이 난다', '숨이 차다', '소변 색이 진하다', '갑자기 체중이 줄었다' 등 환자들이 호소하는 주요 증상들 말입니다. 또한, 어떤 경우에는 건강검진에서 우연히 문제가 발견되어 내원하기도 합니다. 혈액검사나 소변검사에서 이상소견을 발견하거나 영상검사에서 종괴 같은 것을 발견하여 병원에 오기도 합니다. 혹은, 증상이 없음에도 불구하고 건강이 염려되어 검사를 받기 위해 병원에 오기도 합니다. 어찌되었든지 간에 우리 의사들은 환자들이 가지고 온 의학적 문제를 해결하기 위해 노력합니다." 김 박사는 다시 박 선생에게 눈을 돌린다. "박 선생, 수고 많았습니다. 지난 주말 동안 우리 팀 환자들을 위해 애써준 데 대해 고맙게 생각합니다." 김 박사는 다시 학생들을 향한다.

"여러분, 특히 입원 환자들은 매일같이 수없이 많은 도움을 의사들에게 청합니다. 많은 의학적 문제를 가진 환자들이 입원해 있기 때문입니다. 주말에 병원을 지키는 의료진은 이런 문제들을 해결해야 하는 막중한 책임을 지고 있습니다. 힘들고 중요한 임무이지요." 김 박사는 잠시 뜸을 들인다. 말을 쉽게 잇지 못한다. "그런데 참 이상하게도 특히 주말에 입원하는 환자들에게 심각한 문제가 많이 일어납니다. 지난 주말 박 선생이 우리 팀 환자들을 위해

헌신적으로 일했다는 것을 잘 알고 있지만 아마 오늘 회진 시간에도 환자들에게 많은 문제들이 남아있을 겁니다. 특히 주말에 환자들에게 문제가 많이 발생하고 심지어 사망률이 높은 원인에 대해 학자들은 다양한 분석과 결과를 내놓습니다. 의사들의 당직 로테이션 문제, 당직 의사의 전문성 문제, 주말 의료인력 배분의 문제 등을 들기도 합니다. 다 옳은 얘기입니다. 그런데, 저는 여기에 조금 더 보태고 싶습니다. 의사들의 일반적인 임상능력을 개선하면 이런 문제들이 일정 부분 해소될 수 있지 않을까 생각합니다. 우선 우리 의사들이 임상능력을 개선하는 데 조금 더 노력을 기울였으면 좋겠다는 얘기입니다."

학생들이 귀를 쫑긋한다. 박 선생과 양 선생도 시선을 모은다. 김 박사는 얘기의 핵심을 시작해야겠다고 생각한다. "임상의사가 환자의 문제를 해결해 나가는 과정을 분석해 봅시다. 가장 먼저 환자로부터 자료들을 모읍니다(Data Collection). 자료라 함은 환자의 증상, 진찰 소견, 검사실 검사 결과, 영상검사와 조직검사 등을 모두 포함합니다. 이런 자료들을 모은 후에 의학적 지식을 총동원해서 그 결과들을 해석합니다(Interpretation). 이러한 지적(知的) 과정을 통하여 임상의사는 판단을 합니다(Assessment). 그 판단은 최종적일 수도 있고 잠정적일 수도 있습니다. 일단 판단이 서면 다음으로 계획을 세웁니다(Planning). 세부 진단을 위한 계획, 치료 계획 그리고 환자교육 계획이 이에 해당합니다. 그 계획에 따라 추가 자료들이 얻어지면 위에 기술한 과정들이 반복됩니다. 그리고, 궁극적으로는 환자의 문제를 해결하여, 환자에게 이익을 주기 위해 노력하는 겁니다." 좌중의 모든 사람들이 고개를 끄덕인다.

김 박사는 때를 놓칠세라 말을 이어간다. "제가 강조하고 싶은 것은, 우리 임상의사들이 환자의 문제를 효율적으로 해결함으로써 환자의 상태가 악화되지 않도록 하기 위해서는 우리 의료진이 임상기술을 향상시키는 일에 게으르지 말아야 한다는 얘기입니다." 임상기술에 대한 설명이 이어진다. "임상기술(Clinical Skills)은 내용(contents), 과정(procedure) 그리고 개념(conception) 기술을 포함합니다. 예를 들어 복통을 호소하는 환자가 있다고 합시다. 우선 복통의 발생 기전과 그에 따른 임상소견이 무엇인지를 알고 있어야 합니다. 이러한 의학지식을 습득하는 일이 내용(contents) 기술입니다. 이러한 의학지식을 바탕으로 환자로부터 병력을 청취하고(history taking), 신체검사(physical examination)를 시행하며, 검사실 검사(laboratory tests)와 영상검사(imaging) 등을 계획하고 자료들을 얻어 나가는 일련의 조치들을 과정(procedural) 기술이라고 합니다. 그리고, 이렇게 얻은 자료들을 종합하여 문제가 무엇인지를 판단하는 기술을 개념(conceptual) 기술이라고 합니다. 이러한 과정이 모두 원활하게 유기적으로 이루어져야 환자가 가지고 있는 의학적인 문제가 무엇인지를 정확하게 파악할 수 있고, 궁극적으로 환자에게 이익을 줄 수 있습니다. 이것이 진료실에서 일어나는 진료의 과정입니다. 이와 같은 과정들은 언제나 정확하고(accurate) 효율적이며(effective) 공감지향적(empathetic)이어야 합니다. 그래야 비로소 환자의 문제를 효율적으로 해결할 수 있고 환자에게 이익을 줄 수 있습니다."

학생들이 너무 감상에 빠지지 않았나 걱정이 된 김 박사는 학생들을 현실로 이끈다. "여러분, 이렇게 훌륭한 임상능력을 갖추는 일은 그렇게 녹록하지 않습니다. 그게 그렇게 쉬운 일이라면 저기 박 선생과 양 선생이 저한테서 무언가 더 배우기 위해 여기에 앉아 있겠습니까? 최상의 진료를 통해 환자의 의학적 문제들을 신속하고 정확하게 파악하여 환자에게 최선의 도움을 줄 수 있는 의사가 되기 위해서는 쉼없이 계속해서 스스로를 연마해 나가야 합니다. 항상 최신 의학지식들을 습득하기 위해 노력해야 합니다. 적절한 임상자료들을 효과적으로 얻어내는 방법을 터득해야 하며 얻어낸 자료들을 종합적으로 분석하여 의학적인 문제들을 정확하게 파악하는 기술 역시 갖출 수 있도록 준비해야 합니다."

김 박사는 잊지 않고 강조한다. "여기에서 특히 강조하고 싶은 임상기술은 과정 기술입니다. 동일한 수준의 의학지식과 판단능력을 가진 임상의사들 간에도, 환자로부터 임상자료들을 얻어내는 능력에 큰 차이를 보일 수 있습니다. 환자의 입장에서 보면, 어떤 의사에게는 자신의 고민과 고통을 자세히 말하고 싶은 반면, 또 다른 의사에게는 입을 열고 싶지 않을 수 있습니다. 이 경우, 전자의 의사는 환자의 병력을 효과적으로 청취하고 신체검사를 원활히 진행하여 보다 많은 임상자료들을 얻어낼 수 있는 반면, 후자의 경우에는 중요한 임상자료인 환자의 병력이나 신체검사 자료들을 얻는 데 어려움을 겪게 됩니다. 의사들은 언어적 그리고 비언어적 의사소통 기술을 활용함으로써 이러한 과정 기술을 향상시킬 수 있습니다."

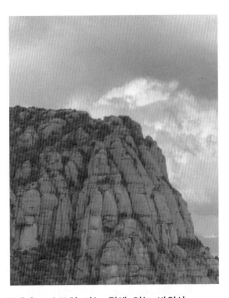

그림 4. 스페인 몬세라트 수도원 가는 길에 있는 바위산

이렇게 아름답고 웅장한 모습이 되기까지 긴 세월 동안 온갖 시련을 겪었으리라. 실력 있고 존경받는 임상의사가 되는 길 역시 이와 유사한 과정일 것이다.

김 박사는 시계를 보며 마무리를 준비한다. "마지막으로 여러분에게 한 마디만 더 당부하겠습니다. 잠시 후 우리는 우리 팀 환자들의 문제를 점검하고 앞으로의 계획을 세운 다음에 병실 회진을 시작할 겁니다. 그 과정에서 우리는 수없이 많은 결정을 하게 될겁니다. 우리 임상의사들은 환자를 진료하는 동안 수없이 많은 결정을 내려야 합니다. 임상자료들을 얻는 과정, 자료들을 분석하여 판단하는 과정 그리고 진단과 치료를 위해 계획을 세우고 실행하는 과정에서 다양한 종류의 임상결정을 하게 됩니다. 어떻게 보면 임상의사들의 하루 일과가 연속된 결정들로 구성되어 있는지 모릅니다. 의사들은 임상결정을 하는 데 있어서 매우 신중해야 합니다. 의사의 임상판단이 환자의 고통을 덜어줄 수도 있고 반대로 그 고통을 배가시킬 수도 있기 때문입니다. 결정을 **잘 내리는** 의사야말로 진정 능력 있는 의사일지 모릅니다." 학생들의 집중도가 좀 더 높아진다.

"의사들의 임상결정은 정확하고 적시에 이루어져야 하며 환자중심적이어야 합니다. 정확하지 않으면 환자의 문제를 제대로 파악하여 해결할 수 없고, 적시에 이루어지지 못하면 제때에 적절한 조치를 취할 수 없어서 환자를 도와줄 수 없습니다. 그리고, 환자중심적으로 결정하지 않으면 불필요한 검사나 처치가 행해져서 진료가 왜곡될 수 있습니다. 특히, 어떤 결정을 내리기 전에 '이 결정이 환자를 위한 결정인가? 혹시 나의 이익이나 병원의 이익을 위한 결정은 아닌가?' 반드시 되새겨 보아야 합니다. 오늘 오전에 여러분이 간암 환자에 대한 고주파치료술을 참관했다고 했는데, 그 시술을 결정하고 시행한 교수님께서도 그 시술이 환자에게 주는 고통에 비해 환자가 얻을 수 있는 이익이 큰지에 대해 심도 있게 검토했을 것입니다."

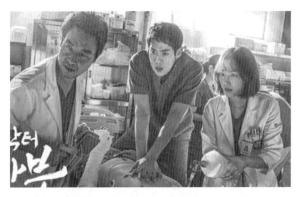

그림 5. 의학드라마 <낭만닥터 김사부 1>(SBS)의 한 장면
지방의 초라한 종합병원인 돌담병원을 배경으로 유능한 외과의사를 그린 드라마이다. 주인공 김사부는 어떤 순간에도 환자의 생명을 살리기 위해 최선의 노력을 다한다.

김 박사는 주위를 한 번 더 둘러보고 자리를 마무리 한다. "자, 그럼 이제 회진 준비를 위해 컴퓨터 주위로 모입시다."

진료와 임상교육의 경계에서

병원의 사명 중 가장 중요한 것은 진료이다. 병원은 의학적인 문제를 가진 환자들이 절실한 마음으로 찾는 곳이며 그래서 그들의 문제를, 그들이 겪는 고통을 해결하기 위해 최선의 노력을 다해야 하는 곳이다. 종합병원이나 대형병원에는 좀 더 복잡한 문제를 가진 환자들이 몰린다. 전문적인 지식과 경험을 가진 임상의사들이 모여서 함께 도와가며 진료하는 곳이기 때문이다. 이 곳에서는 복잡하고 무거운 의학적 문제들을 해결할 뿐만 아니라 동시에 임상

교육이 이루어진다. 의대생과 전공의들이 의학적 기술을 습득하고 연마하는 장소이다. 전문의들의 경우에도 상호 토론이나 협력을 통해 스스로 임상능력을 계속해서 향상시켜 나가는 곳이다. 물론 교육은 진료를 방해하지 않는 장소와 시간에, 진료에 차질을 주지 않는 수준에서 이루어진다. 문제 해결이 시급하고 절실한 환자의 입장에서는 간혹 임상교육의 현장이 거슬리기도 한다. 진료의 효율만을 생각한다면 임상교육은 불필요하다고 생각될 수도 있다. 실제로 임상교육으로 인해 진료가 방해받을 수도 있다. 그러나, 임상교육은 의사들로 하여금 최첨단 지식과 기술을 습득하게 함으로써 임상의사들의 전문성이 점점 더 향상할 수 있도록 순기능을 한다. 이러한 과정을 통해 종합병원이 환자의 복잡하고 어려운 의학적 문제를 해결할 수 있는 전문성을 갖추게 된다. 그리고, 그 결과 환자들의 문제를 보다 효율적으로 해결할 수 있게 되고 궁극적으로 환자들에게 이익이 된다. 또한 임상교육은 미래의 의료체계를 개선하는 데 있어서 가장 중요한 방법들 중 하나이다. 훌륭하고 체계적인 교육을 통해 앞으로 우리 의료를 짊어지고 나갈 **실력 있는** 임상의사들을 지속적으로 배출할 수 있다. 따라서, 특히 종합병원에서 진료하고 있는 전문의들은 환자의 진료뿐만 아니라 의대생들과 전공의들의 교육에도 정성을 기울일 필요가 있다. 또한, 종합병원을 찾는 환자들 역시 자신들의 진료에 직접적인 방해를 받지 않는 한 임상교육에 협조할 의무가 있음을 잊지 말아야 한다.

아무리 임상교육의 중요성을 이해하고 묵시적으로 이에 동의하였다고 하더라도, 바쁘고 긴박하게 돌아가는 진료현장에서 환자들은 의대생들이나 전공의들의 임상실습을 흔쾌히 받아들이기가 쉽지 않다. "내 검사나 시술을 풋내기들이 하는 건 아닐까?" "내 병에 대한 진단과 치료를 제쳐두고 나를 실습 대상으로만 취급하는 건 아닐까?" 종합병원에는 이런 의문과 걱정을 가지고 있는 환자들이 적지 않다. 다양한 연령대의 의료진이 다양한 유니폼을 입고 얽혀 돌아가는 현장에서 불안한 환자와 가족들은 당연히 그런 의심을 품을 수 있을 것이다. 그러나, 임상교육은 철저히 계획된 틀 안에서만 이루어진다. 진료 권한이 부여된 임상의사들의 책임과 관리하에서 제한된 범위 안에서만 이루어진다. 피교육자들은 사전에 세심하게 환자의 안전과 진료가 최우선임을 교육받는다. 전문의의 감독하에서 허락된 일들만 시행하도록 철저하게 통제를 받는다. 경험이 없는 풋내기들이 마음대로 실제 진료에 참여하도록 허용되지 않는다. 학생이나 전공의들이 실습을 위해 허락되지 않은 일들을 제멋대로 하도록 방치되지 않는다. 그런 일은 법적으로도 엄격히 규제되고 있다.

김 박사는 병실 회진을 시작하기 전에 의대생들과 전공의 박 선생 그리고 전임의 양 선생을 컴퓨터 주위로 불러모은다. 사전에 환자들의 문제를 확인하고 토론하는 시간을 넉넉하게 갖는다. 병상 옆에서 교육을 위해 너무 긴 시간을 할애하는 것은 환자와 가족들로부터 오해를 살 여지가 있기 때문이다. 고통받는 환자의 입장에서는 자신의 문제를 해결하려고 노력하기보다 임상교육에만 치중하는 것이 아닌지 의구심을 가질 수 있다. 사실 병상 옆에서 이루어지는 김 박사의 교육은 김 박사의 판단과 판단 과정을 좀 더 자세하게 의대생들과 전공의 그리고 전임의에게 설명함으로써 그들을 교육하는 동시에 병실에서 환자를 돌보는 의료진이 환자의 문제를 좀 더 잘 이해하고 관리하는 데 도움을 주고자 하는 의도도 포함하고 있다. 진료를 방해하는 것이 아니라 오히려 진료의 질을 향상시키는 과정인 것이다. 그러나, 김 박사는 환자들의 걱정을 덜어주기 위해 그리고 좀 더 허심탄회한 토론을 위해 병실 회진 전에 반드시 사전 토의시간을 갖는다.

"박 선생, 다시 한번 묻습니다만, 지난 주말에는 별일 없었나요? 특별히 내게 보고할 일이 있으면 먼저 애기해 주십시오." "특별한 일은 없었습니다. 교수님." "그럼 입원환자들의 문제를 한 분씩 짚어가며 검토하기로 합시다." 김 박사가 환자의 이름을 호명하면 박 선생이 그 환자의 상태를 보고하고 주말 동안 해결하지 못한 문제들을 제시한다. 김 박사는 추가 임상자료들을 검토한 후 해결책에 대해 의논한다. 마침내 결정 단계에 도달하면 김 박사가 오더를 내리고 그 이유를 설명한다. 학생들은 반쯤 이해하는 눈치이고 박 선생과 양 선생은 고개를 끄덕이며 감사해한다. 제법 긴 시간 동안 토의와 결정을 마친 후 김 박사가 매무새를 고치며 약간 긴장한 표정으로 자리에서 일어난다. "이제 회진을 시작할까요? 학생들은 정숙하게 서두르지 말고 뒤따라 오세요. 그리고, 회진 중에 궁금한 점이 있으면 그때그때 간략하게 질문해도 좋습니다."

김 박사는 이제부터 진료와 교육의 경계선을 지혜롭게 걸어나가야 한다. 환자를 위해 정확하고 신속한 결정을 내려야 함은 물론 미래의 의료인들을 수련하는 일도 동시에 소홀함 없이 수행해야 하는 것이다. 환자를 위한 판단으로 그들의 문제를 해결함과 동시에 학생과 전공의들의 마음에 그림을 그리는 중요한 과정도 병행해야 한다. 걸음걸이부터 몸짓과 용어의 선택까지 몸소 모범을 보여야 한다. 그것이 진정 임상교육의 시작이기 때문이다.

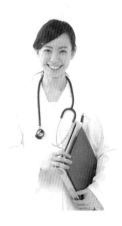

그림 6. 전공의

미래의 의료를 짊어지고 나갈 전공의들의 마음에 공감진료를 심어주는 일은
대형병원과 종합병원이 감당해야 할 매우 중요한 임무들 중 하나이다.

스승의 길

당신께선 그때
제 손을 감싸며 말씀하셨습니다
네 손을 잡을 수 있어 행복하다고
그건 하늘이 허락한 축복이라고

눈빛만으로도 미소만으로도
어린 가슴 가득 채우시던
당신의 깨우침이 오늘따라
또렷하게 그립습니다

모든 꽃은 아름답다
가르치려 들지 마라
기다리면 다가온다
언젠가는 때가 온다

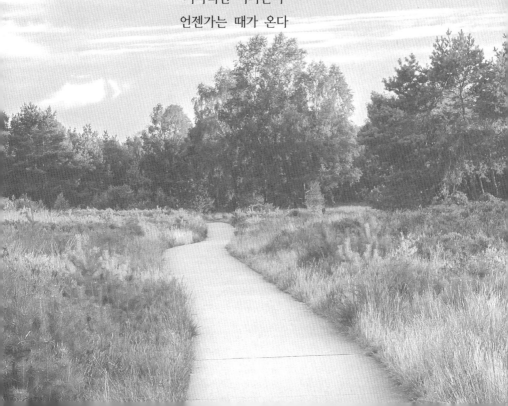

CHAPTER

03

김 박사의 월요일 II :
진료에서 연구까지

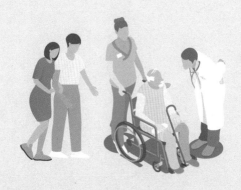

03

김 박사의 월요일 II: 진료에서 연구까지

은영이가 이상해요, 교수님!

임상 경험이 많은 김 박사도 월요일 병실 회진 시간에는 늘 약간의 긴장을 느낀다. "몸과 마음이 지친 소녀 환자 은영이의 상태는 어떤가? 지난 주말 고열과 오한에 더해 호흡곤란까지 호소하던 김 아무개 환자는 이제 좀 안정되어 있을까? 무거운 진단에 대해 설명을 듣고 당황하던 최 아무개 환자는 어렵게 치료에 동의하여 오늘 고통스러운 치료를 받기로 예정되어 있었는데, 주말 동안 마음이 좀 평화로워졌을까? 힘든 치료 후에 구토와 복통으로 고생하던 홍 아무개 환자는 이제 퇴원할 수 있을 만큼 편안해졌을까?" 병실로 향하는 김 박사의 발걸음이 무겁다.

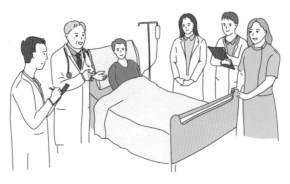

그림 1. 김 박사의 병실 회진

의료진은 병실에 입원한 환자들을 돌아보며 그들이 겪는 고통을 직접 확인하고 해결책을 모색한다. 의료진이 환자와 공감하고 소통하는 귀한 시간이다. 김 박사의 월요일 회진은 긴장의 연속이다. 몸과 마음이 아픈 환자들이 그의 따뜻한 손길을 기다리고 있기 때문이다.

　손소독을 하며 느릿하게 걷고 있는 김 박사는 요즘 은영이가 제일 걱정이다. 이제 열아홉인 은영이는 2년 전에 어려운 병을 얻었다. 그로 인한 반복되는 항암치료에 몸과 마음이 지쳐있다. 한 줄기 희망을 향해 뻗던 가녀린 손을 이제는 그만 거두려 하지만 이마저도 그녀에겐 그리 녹록하지 않다. 하루하루 잠자리에 드는 것도 고통이다. 아니, 다가오는 어둠을 마주하는 것 자체가 힘들다. 조금 전에 박 선생이 걱정스러운 보고를 했었다. 지난 주말 동안 은영이의 활력징후들은 정상이었는데, 자꾸 이상한 소리를 내며 천장만 쳐다보고 있다는 것이다. 불편하게 구부린 자세로 움직이지도 밥을 먹지도 물을 마시려고 하지도 않는다는 것이다.

　병동에 도착한 김 박사는 제일 먼저 은영이의 병실을 찾았다. 일행을 따라 간호사가 동행한다. 은영이는 어색하게 구부린 자세로 누워 있다. 마치 요람 속에 있는 아기의 모습이다. 몹시 불편해 보인다. 일부러 그런 자세로 누워 있으라고 하면 대부분의 사람들이 싫어할 만한 자세다. 지난 금요일 저녁부터 지금까지 이런 자세로 있었다고 간호사가 알려준다. 편하게 눕히려고 온갖 시도를 다했으나 헛수고였다고 한다. 김 박사는 아무 말없이 은영이의 손을 잡는다. 그리고 은영이의 눈을 본다. 환자의 의식과 활력징후를 확인하는 동시에 환자와 체온과 마음을 나누는 김 박사의 기술이다. 김 박사는 동공반사 반응 등 신경 검사 몇 가지를 서두른다. 이상이 없음을 확인한 김 박사는 고개를 끄덕인다.

김 박사의 정성에도 불구하고 은영이는 허공에만 눈길을 준다. 표정에도 변화가 없다. 김 박사가 묻는다. "은영아, 어젯밤에는 잠을 좀 잤어? 아침 식사는 했고? 어디가 불편한 거니? 우리 얘기를 좀 해보자." 은영이의 반응이 없다. 김 박사는 두 손으로 은영이의 오른손을 감싸며 조금 더 힘을 준다. 움직이지 않는 눈동자는 그대로인 채 은영이의 눈가가 촉촉해진다. 그리고 마침내 눈물 한 방울이 쪼르륵 흘러내린다. 김 박사가 엄지로 눈가를 문지르자 은영이는 손에 힘을 준다. 그리고 서서히 김 박사에게 시선을 돌린다. 눈에서 눈물이 하염없이 쏟아진다. 이젠 수건이 필요하다. 김 박사가 누워있는 은영이의 등을 두드리자 은영이는 아예 김 박사 쪽으로 무너진다. "은영아, 이렇게 오랫동안 다리를 구부리고 있으면 얼마나 불편하니? 근육들이 긴장되어 여기저기 아픈 곳이 많아지지." 김 박사가 두 손으로 조심스레 굽은 다리를 펴는 동작을 하자 은영이는 다리에서 힘을 빼며 편안한 자세로 눕는다. 그리고 깊게 숨을 내쉰다.

"은영아, 왜 그랬어? 그동안 어려운 시간을 용케도 잘 버텨왔는데 무엇 때문에 그렇게 힘들었니? 앉아서 얘기를 좀 해볼까?" 김 박사는 은영이를 부축해 앉히며 말을 시킨다. "먼저 물 한 모금 마시고 불편한 것을 얘기해 보렴." 은영이는 김 박사가 건네준 냉수 한 잔을 단숨에 들이킨다. 그리고 다시 김 박사의 손을 찾는다. "교수님, 저 무서웠어요. 얼마나 무서웠는지 몰라요. …… 밤마다 무서운 꿈을 꾸었어요. 그 꿈이 머릿속에서 사라지지 않았어요. 지난 주말엔 정말로 죽는 줄 알았어요. 교수님 얼굴도 못 보고요." 그리고 다시 눈물을 흘린다. 아니 대놓고 엉엉 운다. 엊그제부터 설명하기 힘든 은영이의 상태에 놀라고 긴장했던 박 선생이 헛웃음을 짓는다. 일행의 뒷줄에 서있던 최 간호사는 그저 어이가 없다는 듯 뒤돌아 천장을 바라본다. "간호사나 박 선생한테 얘기하지 그랬어? 그럼 도와줄 수 있었을 텐데……" 은영이가 어리광 섞인 말투로 말한다. "근데, 입이 떨어지지 않았어요. 꼼짝하기도 싫고 만사가 다 귀찮았어요." 은영이의 표정이 드디어 열아홉 살 소녀의 그 모습이다.

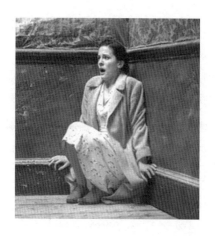

그림 2. 공포

심신이 미약해진 환자들은 공포 속에 빠지기 쉽다. 극심한 공포 속에 있는 환자들은 이해하기 힘든 증상을 겪고 체계적으로 설명하기 힘든 징후를 보이기도 한다.

은영이의 병실을 나온 김 박사는 복도에서 일행을 불러 모은다. "사람의 몸과 마음은 연결되어 있습니다. 별개가 아니라 하나입니다. 우리 의료진은 환자의 신체적 문제에만, 환자의 질병에만 집중하기 쉽습니다. 환자가 외치는, 내면 깊숙한 곳으로부터 부르짖는 절실한 목소리를 간과하기 쉽습니다. 사실 우리 의료진은 환자들의 신체적 문제를 파악하고 해결하는 일만으로도 몹시 버겁습니다."

김 박사는 잠시 일행들의 시선을 피한다. 그리고 되돌아와 말을 잇는다. "은영이 이야기를 해봅시다. 지난 주말 은영이는 갑자기 우리 의료진이 이해하기 힘든 행동을 보였습니다. 환자의 갑작스런 변화는 의료진을 긴장시킵니다. 의료진은 서둘러 그 원인을 파악하고 해결하기 위해 노력합니다. 박 선생과 간호사들이 그동안 취한 행동과 응급조치들은 대체적으로 적절합니다. 일반적으로 응급환자가 생겼을 때 그리고 입원환자가 갑작스럽게 고통을 호소할 때 취하는 조치들로 대부분 적절했다고 생각합니다. 그런데 왜 은영이는 주말 내내 고통을 받아야만 했을까요? 그 환자를 좀 더 일찍 편안하게 만들어줄 수는 없었을까요? 우리 의료진이 그동안 놓치고 있었던 것은 없을까요?"

김 박사의 표정이 심상치 않다. 무언가 어려운 숙제를 만난 듯하다. "의료진의 손이 부족한 주말에 환자의 응급상황을 마주하면 당직의사는 당연히 급한 문제부터 해결해야 합니다. 그래야 실수를 줄이고 환자를 위험으로부터 구해낼 확률이 높습니다. 신체적인 문제, 현재 환자가 가지고 있는 질환과 관련이 많은 문제부터 고려하고 해결하는 것이 올바른 순서입니다. 그러나, 지난 주말 박 선생은 은영이에게 닥친 응급상황의 원인을 진단하고 치료하는 데 조금 부족한 부분이 있었던 것 같습니다. 환자의 갑작스런 변화를 너무 신체적으로만 그리고 병리학적으로만 해석하려고 한 것은 아닌가 생각됩니다."

김 박사는 이 문제에 대해 좀 더 의학적으로 접근할 필요성을 느낀다. "환자에게 갑작스러운 '의식 변화'가 생기거나 환자가 '운동 장애'를 호소하면 제일 먼저 뇌졸중 같은 신경학적 문제가 갑작스럽게 발생했는지 아니면 만성 간질환, 콩팥 질환 혹은 당뇨 등 대사 질환의 합병증으로 신경학적 징후가 발생했는지를 확인해야 합니다. 이를 구별하는 일은 복잡한 검사를 이용하지 않더라도 그렇게 어렵지 않습니다. 우리가 익힌 문진과 신체검사 기술을 이용하면 가능합니다. 기록에 의하면 박 선생도 이미 문진, 신체검사 그리고 실험실 검사와 영상검사까지 이용해서 신경학적 질환 발생의 가능성과 대사질환 합병증의 가능성을 배제하였습니다. 환자에게 생명을 위협할 만한 합병증이 발생하지 않았음을 확인한 것이기에 여기까지의 조치는 매우 잘한 것이라고 할 수 있습니다. 하지만, 그 다음 단계에 조금 아쉬움이 있습니다. 은영이와 같은 환자에게서 신경학적인 문제가 발견되지 않으면 그 환자의 정신적인 측면을 반드시 고려해야 합니다. 그것은 정신과 의사만의 임무가 아니고 모든 임상의사, 즉 환자를 진료하는 모든 의사들이 마땅히 해야 하는 영역입니다. 임상의사들은 누구나 환자의 질병과 신체적 문제만을 살펴서는 안 되고 환자가 겪는 고통을 모두 돌보아 줄 준비가 되어 있어야 합니다. 그것이 신체적인 것이든 정신적인 것이든, 질병 그 자체로 인한 것이든 주변 환경이나 사회적인 문제에서 기인한 것이든 간에 환자와 고통을 함께할 준비가 되어 있어야 합니다."

김 박사는 은영이의 문제에 초점을 맞춘다. "지난 주말 은영이는 갑작스럽게 돌발행동을 했습니다. 부자연스러운 자세로 눈의 초점을 흐린 채 움직이지 않았습니다. 음식을 거부하고 오랫동안 아무 반응도 보이지 않았습니다. 의사들이 흔히 겪는 일이 아니거니와 환자들에게 일부러 시켜도 하기 힘든 행동입니다." 의대생들과 박 선생 그리고 양 선생의 눈을 확인하고 김 박사는 다시 말을 잇는다. "의학 공부를 한 우리들은 이런 환자들의 행동을 분석할 수 있어야 합니다. 은영이가 지난 며칠 동안 보여준 행동을 분석하면 전형적으로 **마음을 닫은** 환자의 모습입니다."

김 박사는 말을 잇는다. "어떤 이유로든 **마음을 닫은** 환자들이 취하는 행동에는 공통점이 있습니다. 마음을 닫은 환자들은 극도로 위축되어 퇴행적인 자세를 취합니다. 그들에게 가장 편한 자세는 어머니의 뱃속에 있던 그 모습입니다. 금세라도 손가락을 빨듯한 태세 말입니다. 누가 가르쳐 주지 않아도 우리 인간들은 그걸 압니다. 그 자세가 가장 편하고 가장 방어적이라는 것을. 그리고 시선은 허공을 향해 고정됩니다. 부자연스런 자세로 오랫동안 움직이지 않습니다. 음식도 마다합니다. 외부 자극에 대해 의식적인 반응도 하지 않습니다. 이런 환자들의 마음을 여는 일은 참으로 어려운 도전입니다."

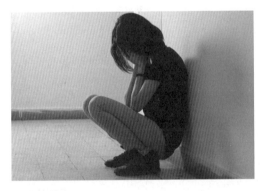

그림 3. 마음을 닫은 환자

마음을 닫은 환자는 방어적이고 퇴행적인 자세를 취한다. 움직임을 거부하고 외부 자극에 대해서 반응을 보이지 않는다. 의료진은 이들이 부르짖는 내면의 목소리를 외면하지 말아야 한다.

복잡한 숙제를 던지고 뜸을 들인 후에 김 박사는 이제 그 해답을 알려줄 모양이다. "그러나, 우리들은 환자가 마음을 닫고 있다

는 사실을 알아낼 수 있습니다. 아니 그것을 알아내야 하고 알아
낼 수 있는 임상능력을 키워야 합니다. 마음을 닫아 갑작스럽게
이상한 증상과 행동을 보이는 환자의 경우에는 그 증상과 징후들
이 체계적(systematic)이지 않습니다. 다시 말해, 심장기능의 이상
소견을 보이는 경우에는 가슴 통증, 두근거림, 어지러움, 호흡곤란
혹은 부종 등의 증상들이 동시다발적으로 아니면 순차적으로 나타
납니다. 위장장애가 있는 환자는 속쓰림, 더부룩함, 메스꺼움, 구
토 혹은 복부 팽만 등을 호소합니다. 그런데 정신적인 문제로 증
상을 호소하는 경우에는 이와 같이 체계적으로 증상들이 나타나지
않습니다. 조합이 다양하고 나타나는 순서도 생태병리학적으로 설
명하기 어려운 경우가 많습니다. 환자들이 '의식 변화'를 보이는
듯해도 자세히 관찰하면 객관적으로 명료한 의식 수준입니다. '운
동 장애'가 있는 듯해도 반사작용이 뚜렷하고 좌우의 근육 수축도
매우 대칭적입니다. 대뇌를 포함한 중추신경이 마비되었을 때 나
타나는 체계적인 신경징후나 신체검사 소견이 없는 것이 특징입니
다. 이와 같이 정신적인 문제로 인해 '이상한' 행동을 보이는 환자
를 구별해내는 일은 조금만 관심을 가지고 임상능력을 쌓으면 어
렵지 않게 습득할 수 있는 기술입니다. 앞으로 여러분이 은영이와
같은 환자를 다시 만났을 때 오늘 우리가 겪은 임상 경험이 여러
분에게 도움이 되길 진심으로 바랍니다."

김 박사의 당부가 계속된다. "어떤 환자들이 흔히 이런 징후를
보일까요? 그리고 이런 환자들은 어떻게 치료해야 할까요?" 스스로
질문을 던지고 김 박사는 이내 답을 잇는다. "제 임상 경험에 비추
어 보면, 극도의 두려움을 겪는 환자들이 마음을 닫기 쉽습니다.

대부분의 경우 이러한 공포가 주된 원인이지만, 불신, 갈등, 미움 혹은 표현하지 못하는 복합 감정들이 환자로 하여금 그런 행동을 하도록 만들기도 합니다. 따라서, 우리들은 환자가 두려움을 극복하도록 도와주어야 합니다. 이를 위한 최선의 처방은 공감입니다. 나를 돌보아 주는 의사와 간호사가 의심할 여지 없이 내 고통을 공유할 것이라는 생각, 그들은 오롯이 '내 편'일 것이라는 믿음, 그것이 처방입니다. 환자를 공포로부터 근본적이고 완전하게 해방시킬 수 없을지라도 따뜻하게 손잡아 주는 의료진의 체온이 오늘밤 환자를 편안한 잠자리로 이끌 수 있을 것입니다."

잠시 침묵이 흐른다. 이해했다는 듯 고개를 끄덕이기도 한다. 이제야 김 박사도 안도의 한숨을 내쉰다. 그리고, 간절히 기도한다. 앞에 있는 예비의사와 초보의사들이 훌륭하게 성장하여 능력 있고 마음이 따뜻한 임상의사가 되기를 두 손 모아 기원한다.

따뜻한 커피의 유혹

병실 회진을 마친 김 박사는 잠시 의국에 들른다. 진한 커피 향이 그를 유혹한다. 기다렸다는 듯 미스 강이 김 박사를 반긴다. 언제나 그랬듯이 얼굴에 가득 웃음을 머금은 미스 강이 커피를 권한다. "따뜻하게 드릴까요? 항상 드시는 것처럼 약간 희석해서요? 비스킷도 하나 드시겠어요?" 김 박사는 고맙다. 수십 년 동안 한결같이 반갑게 기다리는 의국 커피의 따뜻함이, 언제나 밝은 모습으로 맞아주는 미스 강의 산뜻한 유혹이 오늘 특히 더 고맙게 느껴지는 것은 왜일까?

커피잔을 들고 약간 고개를 숙인 채 연구실로 향하는 김 박사의 발걸음이 조금은 가벼워진다. 창가에 기대어 따뜻한 커피를 한 모금 넘긴다. 몸 전체에 생기가 퍼진다. 새로운 에너지를 충전하는 기분이다. 뭔가 다 잘될 것 같은 분위기를 느낀다. 다시 해피트리 분재에 눈이 간다. 화분에 적힌 큰 글씨, '행복'을 온 몸으로 실감한다.

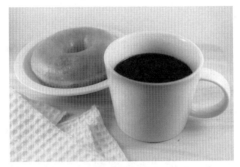

그림 4. 병실 회진 후 커피와 함께하는 휴식

병실 회진을 마치고 들른 의국에서는 미스 강이 권하는 따뜻한 커피의 향기가 김 박사를 유혹한다. 김 박사는 따뜻한 커피 한 모금으로 다시 마음의 여유를 찾는다.

뿌리칠 수 없는 유혹

그녀가 기다리는 방에는 언제나 따뜻한 커피가 있습니다. 은은한 음악과 어우러져 향기롭기까지 합니다. 그리고, 얌전하게 앉은 그녀의 자리 앞엔 자그마한 바구니가 하나 놓여있습니다. 그 속엔 박하향의 사탕이 담겨 있습니다.

그녀는 그냥 웃고 기다립니다. 누굴 초대하거나 잡아 끌지 않습니다. 그저 말없이 일에 몰두하다가 기척이 나면 살며시 웃어 줍니다. 그러나, 그녀의 유혹은 도저히 뿌리칠 수가 없습니다.

그녀의 방 문은 언제나 열려 있습니다. 그렇지만 그 문을 활짝 열어 놓진 않습니다. 빠끔히 열린 문은 걸음들을 불러 모읍니다. 만약 그 곳이 높은 소리로 가득하다면 누구든 고개를 돌릴지 모릅니다. 만약 방문이 활짝 젖혀져 있다면 아무도 그 방을 애써 찾지 않을지 모릅니다.

아침이면 그곳에서 여러 걸음들이 부딪칩니다. 모두들 밝은 모습입니다. 그곳에서 일그러진 얼굴은 어울리지 않습니다. 누구라도 거기선 여유를 가질 수밖에 없기 때문입니다.

우릴 이렇게 유혹하는 주인공은 의국의 신데렐라 미스 강입니다. 그녀는 의사들을 치료하는 슈퍼우먼입니다. 그녀는 내일도 한결같이 우릴 유혹할 것이고 우리는 그 유혹을 도저히 뿌리칠 수 없을 겁니다.

김 박사의 일기 <진료실 찬가>에서:
커피, 휴식 그리고 미스 강에게 감사하며

외래 진료실 간호사의 눈물

이제 외래 진료를 준비할 시간이다. 오래 전부터 진료 예약을 하고 일주일 전에 미리 검사를 마친 후 오늘을 손꼽아 기다렸을 환자들을 만나야 한다. 어떤 환자는 지난 밤 잠을 이루지 못하고 두려움에 떨었을 것이다. 어떤 환자는 치료에 대한 기대로 설레는 밤을 지냈을 것이다. 만성 질환과의 긴 여정에서 덤덤하게 진료일을 맞은 환자라 할지라도 한 조각 불안을 안고 진료실 문을 열 것이다.

김 박사의 월요일 외래 진료는 오후 1시에 시작된다. 김 박사는 시간에 맞추어 진료실에 도착한다. 그리고, 컴퓨터 모니터 세 개가 나란히 붙어있는 책상으로 향한다. 커피잔을 책상 위에 내려 놓고 넥타이를 느슨하게 한다. 의자를 당긴 후 잠시 생각에 잠긴다. 아니 기도를 한다. 오늘 만날 환자들의 검사 결과가 최상의 상태이기를 바란다. 그러나, 모든 환자들이 그럴 수는 없으리라. 비록 결과가 만족스럽지 않을지라도 오늘 진료실을 찾는 모든 환자들의 마음이 평화롭기를 기원한다. 고통 속에 있는 환자들의 여정을 함께하는 일에 임상의사로서 충실할 수 있기를 소망한다. 최소한 자신으로 인해 혹은 우리 의료진이나 우리 병원으로 인해 환자의 고통이 더해지는 일만은 절대로 없었으면 하고 기원한다.

컴퓨터 속에 있는 자료들은 이내 환자의 표정으로 바뀐다. 환자들이 걸어온 여정과 가족들의 사랑이 새삼 아른거린다. 자료를 확인하고 최선의 선택을 해야 하는 순간에 가다가다 가슴이 먹먹해지는 것은 피할 수 없다. 오늘도 어쩔 수 없이 어려운 설명을 해야 하는 시간이 올 것이다. 환자에게 무거운 선택을 얘기해야만 할 시간을 피할 수 없을 것이다. 예수께서도 피하고 싶다고 하신 그 잔을 오늘도 김 박사는 피할 수 없을 것이다. 김 박사는 다시 마음을 다잡는다. 무거운 선택을 함께해야 하는 환자들을 맞는 그 시간이 진정 환자들과 함께 손잡고 걷는 시간이고 그들을 더 이상 괴롭고 외롭지 않도록 도와줄 수 있는 시간이라는 자신의 소신을 다시금 스스로에게 일깨운다.

첫번째 환자의 이름이 불린다. 진료실 문이 조심스럽게 열린다.

송 아무개 환자가 남편과 함께 들어온다. 슬로우 모션이다. 눈치를 살피는 모습을 보니 근심이 한가득이다. "어서 오세요. 의자에 앉으시지요. 그래 그동안 어디 불편한 데는 없었나요?" 김 박사는 웃음 띤 얼굴로 자리를 권한다. 주춤거리며 의자에 기댄 송 아무개 환자는 그저 결과만 궁금하다. "네, 저 …… 잘 지냈습니다." 김 박사는 확인한다. "그동안 약은 잘 드셨나요? 아니면 부작용 때문에 불편해서 잘 못 드셨나요?" "잘 먹었습니다. 박사님." "그동안 불편했던 것은요?" "네, 가끔 마른 기침이 나는 것 말고는 잘 지냈습니다." 김 박사는 컴퓨터를 가리키며 말을 잇는다. "자 그럼 이제 결과를 함께 보기로 할까요?"

송 아무개 환자는 이제 마흔을 갓 넘겼다. 2년 전 김 박사의 진료실을 처음 방문했을 적에 그녀는 거의 삶을 포기한 상태였다. 그저 속이 좀 더부룩해서 검사나 해보겠다고 찾았던 병원에서 청천벽력 같은 얘기를 들었다. 간암이 생겼단다. 예전에 언젠가 B형 간염바이러스 보유자란 얘기를 어슴푸레하게 들은 것 같긴 하다. 별로 불편한 데도 없고 사는 게 바빠서 무시하고 지냈는데 그게 간암을 만들었단다. 그것도 엄청 크고 여기저기 퍼져서 고칠 수 없단다. 그녀는 며칠을 엉엉 울다가 마지막이란 마음으로 김 박사를 찾아왔다. 큰 기대를 한 것은 아니지만 지푸라기라도 잡는 심정으로 '큰 병원'의 '명의'를 찾은 것이다. 주위의 권유도 있었지만 그래야 나중에 후회하는 일이 없을 것 같아서였다.

그 당시 진단을 마친 김 박사는 말했었다. "만성 B형 간염이 있는 것은 알고 계시지요? 정기적으로 병원에서 검사를 해 오셨나요?" "아니요. 그렇게 하지 못했습니다." "정기 검사를 잘 받지 그러셨어요. 그랬다면 문제를 좀 일찍 발견할 수 있었을 텐데……"
김 박사는 환자와 눈을 맞춘 다음 천천히 말을 이어간다. "검사 결과를 종합해보니 만성 B형 간염에 의한 간경변증이 있습니다. 그리고, 유감스럽게도 간세포암종이 함께 발견됩니다. 간경변증이 있는 환자들에게는 간암이 잘 생깁니다. 환자분께서 정기검사를 잘 받으셨다면 의사들이 이런 합병증을 조기에 발견해서 고비를 잘 넘기도록 도와드렸을 텐데, 그렇지 못해서 지금 간암의 상태가 좋지 않습니다. 간 속의 혈관, 문맥에도 종양이 뚫고 들어갔고 폐에까지 전이가 되었습니다." 김 박사는 환자의 반응을 살핀다. 환자는 고개를 돌린 채 아무 대답이 없다. 김 박사에게 눈길을 주지 않는다. 이미 다 각오했다는 표정이다. 그러나, 무너져 포기하는 것은 아니다. 뿌리치고 일어서는 것도 아니다. 김 박사는 직감한다. 그녀가 지금 강한 표현을 하고 있다는 것을. 제발 도와달라고 애원하고 있다는 것을 김 박사는 금세 알아차린다.

김 박사가 자세를 고쳐 환자와 눈을 맞춘다. "간암의 상태는 좋지 않지만 우리 함께 최선을 다해 봅시다. 환자분은 아직 젊고 체력이 좋습니다. 간경변증이 있긴 해도 심한 편은 아니어서 아직까지 어려운 치료들을 잘 견뎌낼 만큼의 간기능을 가지고 있습니다. 간기능과 체력이 견뎌내는 한 잘 버티며 적극적으로 치료해 봅시다. 완치를 장담할 수는 없지만 최대한 버티며 시간을 벌다 보면 때때로 의사들이 예상하지 못했던 좋은 결과를 얻기도 합니다. 우리 의료진은 열심히 환자분을 도와드릴 준비가 되어 있습니다." 환자가 고개를 돌려 김 박사를 쳐다본다. 눈이 촉촉해져 있다. 그리고, 입을 뗀다. "교수님, 제가 살 수 있을까요? 열심히 할게요.

도와주세요. 교수님."

송 아무개 환자가 화학색전술과 표적항암제로 치료를 시작한 지 이제 3년째이다. 그동안 환자는 고맙게도 어려운 치료를 잘 견뎌 주었다. 덕분에 간 속 종양의 크기는 많이 줄어들었다. 그러나 폐 속으로 퍼진 종양은 그 크기가 조금 더 커졌고 개수도 좀 더 많아졌다. 아직 불편한 증상이 나타나지 않았지만 앞으로 조금씩 악화할 가능성이 있다. 치료를 거듭하고 시간이 흐를수록 환자의 간기능은 조금씩 나빠져 왔다. 일반적으로 발생하는 화학색전술의 부작용이다. 이제부터는 환자의 간기능이 어려운 치료를 잘 견뎌낼 수 있을지 걱정해야 한다. 환자가 치료의 충격을 잘 견디지 못한다면 환자를 돕기 위한 치료가 오히려 환자에게 피해를 줄 수도 있기 때문이다. 김 박사는 요즘 환자의 치료를 결정하기 전에 이 문제를 신중하게 고민한다. 혹여 환자가 치료로 인해 고통과 불이익을 받게 되는 것은 아닌지, 환자가 치료 때문에 겪을 수 있는 합병증이 환자에게 주는 이익보다 큰 것은 아닌지 매번 저울질한다. 실제로 김 박사는 서너 달 전에 예정되어 있었던 송 아무개 환자의 항암치료를 중단한 적이 있다. 이런 고민 끝에 내린 결정이었다.

다행히 환자의 간기능이 나아져서 항암치료가 이어졌지만 다시 간기능이 악화하면 언제든지 치료가 중단되고 간암이 빠르게 커지고 퍼질 수 있는 것이 사실이다. 이런 상황을 알고있는 송 아무개 환자는 김 박사의 표정을 살핀다. 김 박사는 천천히 컴퓨터 화면에 있는 CT 스캔 사진들을 짚는다. "지난달에 입원했을 때 고생이 많았지요? 간 속에 아직 치료할 종양들이 남아 있어서 화학색전술을 시행했을 때 간에 많은 부담을 주었습니다. 회복하는 데에도 시간이 많이 걸렸고요. 이번에 검사한 CT 스캔 결과를 보니 간 속 종양의 크기가 많이 줄었습니다. 환자분이 잘 견뎌준 덕분입니다. 그런데, 아직도 간 속에 살아있는 종양들이 남아있고 폐 속 종양은 그 크기가 약간 더 커졌습니다." 환자는 이미 예상하고 있었다는 얼굴이다. 그녀의 관심은 다른 곳에 있다. 다음 번 항암치료를 받을 수 있는지 여부가 그녀의 관심사이다.

환자는 김 박사가 가리키는 컴퓨터 화면은 아랑곳하지 않고 그저 김 박사의 판단만 재촉한다. "교수님, 이제 어떻게 하면 되나요. 다시 입원해서 색전술을 받나요?" 초조하게 묻는 환자의 눈망울이 복잡하다. 김 박사는 낮은 목소리로 자신의 판단을 전한다. "간기능이 아슬아슬해서 염려되는 바가 없지는 않지만, 시술 전에 미리 간기능을 도와주는 치료를 하고 시술할 때 간에 주는 부담을 최소화하면 화학색전술이 가능할 겁니다. 지난번에도 잘 이겨냈으니 한 번 더 이겨내 봅시다." 환자는 그제야 의자 등에 몸을 완전히 의지한다. 손으로 얼굴을 가리고 울음을 터뜨린다. "교수님, 정말 고맙습니다. 저 어제 한숨도 못 잤어요. 교수님께서 치료를 못한다고 하실까 봐……" 그리고는 소리 내어 남은 눈물을 쏟아낸다. 옆에 있던 최 간호사가 휴지를 들고 환자에게 다가가 눈물을 닦아준다. 환자는 휴지를 건네 받으며 자기보다 체구가 작은 간호사의 품을 찾는다. 환자를 부둥켜 안은 최 간호사는 고개를 돌려 하늘을 본다. 그리고 참았던 눈물을 양 볼로 흘려 내린다.

외래 진료실에서 김 박사를 돕는 최 간호사는 말수가 적다. 그러나 그녀는 환자들을 많이 아낀다. 특히 거동이 불편한 환자를 만나면 그녀의 장기(長技)가 발휘된다. 환자들이 진찰대에 오르고 내릴 때나 의자에 앉을 때 그녀는 언제나 그들의 손과 발이 된다. 김 박사의 진료실에 유달리 '사연 많은' 환자들이 많이 방문하기 때문이기도 하지만 최 간호사는 외래 진료 때마다 어김없이 눈물을 흘린다. 젊은 나이에 중한 병을 진단받은 환자를 보며 혹은 더 이상 적극적인 치료를 할 수 없어 보존적인 치료만 하기로 결정하고 어깨를 들썩이는 환자를 부축하며 최 간호사는 환자와 같은 마음이 되어 눈물을 흘린다. 물론, 드물지 않게, 어려운 치료를 이겨내고 좋은 결과를 얻은 후에 몇 번이고 90도 인사를 하는 환자와 가족들을 보면서 감동의 눈물을 함께 나누기도 한다. 그래서인지 그녀의 책상 앞에는 항상 티슈 박스가 놓여있다.

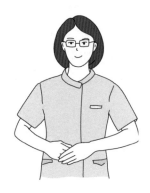

그림 5. 외래 간호사

간호사는 종종 환자와 같은 마음이 되어 눈물을 흘린다. 그래서인지 간호사의 책상 앞에는 언제나 티슈 박스가 놓여있다.

마지막 환자를 보내고 김 박사는 최 간호사에게 감사를 표한다. "최 간호사, 오늘도 많이 힘들었지요. 수고 많았습니다." 김 박사는 안경과 진료 수첩을 챙겨 자리에서 일어나면서 긴 숨을 내쉰다. 외래 진료를 무사히 마칠 수 있었음에 감사한다. 그리고, 부디 오늘 외래 진료실을 찾았던 환자와 가족들 중 어느 누구도 김 박사 자신의 부족함 때문에 마음이 불편하거나 불이익을 받는 일이 없었기를 기도한다.

임상의사의 연구

김 박사가 연구실 창가에 몸을 기댄 채 석양을 바라본다. 자연이 만드는 아름다움을 즐기는 시간이다. 진료실의 긴장이 서서히 녹아 내린다.

꿀 같은 휴식도 잠시, 조심스런 노크 소리에 김 박사는 다시 긴장의 끈을 조인다. 문이 열리면서 연구팀의 임 교수와 장 연구원 그리고 조 연구간호사가 함께 들어온다. 그리고, 논문지도를 받고 있는 전공의 박 선생과 김 선생이 뒤따른다. 현재 김 박사 연구팀이 진행하고 있는 임상연구에 대해 논의하기 위해 만나는 정기 모임이다. "어서 들어 오세요. 회의 탁자에 둘러 앉을까요? 김 선생은 냉장고에서 마실 것들을 좀 꺼내 놓아 주시지요." 김 박사가 탁자 가운데 의자에 자리를 잡자 각자 준비한 자료와 노트북을 앞에 펼친다.

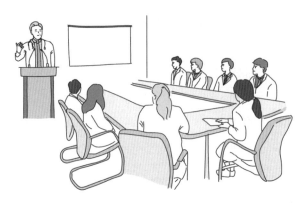

그림 6. 김 박사의 연구모임

임상연구는 궁극적으로 미래의 수많은 환자들에게 이익을 돌리는 일이다. 그렇기 때문에 김 박사는 진료 못지않게 전공의와 전임의의 임상 논문을 지도하는 일에도 열정을 아낌없이 쏟는다.

임상의사들의 연구는 대부분 환자들과 그들의 문제를 관찰하는 것으로부터 시작된다. 환자들의 의학적인 문제를 분석하고 이를 해결해 나가는 과정에서 임상의사의 머릿속에는 의문이 생긴다. 최신의학으로 해결할 수 없는 문제가 도드라지고, 이를 해결하기 위한 방법을 찾기 위한 노력이 시작된다. 때로는 좀 더 근본적으로 문제의 원인과 질병의 발생 기전을 밝힘으로써 의학적 난제를 해결하기 위한 새로운 접근법을 찾아내려고 노력한다. 이러한 과정은 현재의 환자뿐만 아니라 미래에 유사한 문제로 병원과 의사를 찾을 환자들에게 도움을 주기 위한 노력이다. 이런 노력은 거창하게 말하면 '연구'이지만 사실 임상의사라면 누구나 환자를 만나고 진료행위를 지속하는 한 반드시 염두에 두어야 하는 과정이다. 그리고, '연구'라 이름 붙여진 행위를 하고 있지 않는 의사들,

예를 들어 개인 클리닉을 운영하는 임상의사들 역시 실제로는 이러한 '연구과정'을 실행하고 있다. 환자의 문제를 가장 효과적으로 풀어내기 위해 최신 지식과 기술을 습득하고, 현재 진료하고 있는 환자들의 진료과정에서 얻은 경험을 다음에 방문하는 환자의 유사한 문제를 더욱더 효율적으로 해결하는 데 이용하고 있다. 비록 그것들을 통계적으로 분석하고 평가하지 않더라도 말이다. 따라서, 지금 대형병원에서 수련 중인 임상의사들에게 '연구과정'을 익히도록 도와주는 일은 '실력 있는' 임상의사를 길러내는 데 매우 중요한 과정이며, 궁극적으로 미래의 수많은 환자들에게 이익을 돌리는 일이다. 이런 연유로 김 박사는 진료 못지않게 전공의와 전임의의 임상 논문을 지도하는 데에도 열정을 아낄 수 없다.

"박 선생, 지난번에 우리가 의논했던 연구 주제에 대해 생각해 보았습니까? 내 기억으로는 간세포암종 환자에서 발생하는 표적항암제의 부작용에 대해 공부해서 발표하기로 한 것 같은데요. 맞나요?" "네, 교수님. 여기 유인물을 준비해 왔습니다. 제가 발표하는 동안 살펴봐 주시면 감사하겠습니다." 전공의 박 선생은 탁자 위에서 유인물을 돌린다. 김 박사는 박 선생을 보며 사무적인 목소리로 말한다. "그래 우선 들어 봅시다. 발표를 들은 후에 우리 함께 자유토론을 하기로 합시다." 박 선생은 간세포암종의 치료에 사용하는 표적치료제의 종류, 작용 기전, 치료 효과와 부작용에 대해 자세히 발표한다. 김 박사도 매우 만족스러워 한다. 발표 후에는 토론이 이어진다. 진지하고 열띤 토론 끝에 김 박사가 마무리한다. "박 선생, 바쁜 가운데 연구과제를 열심히 준비해주어 고맙습니다. 수고 많았습니다. 박 선생 덕분에 앞으로 우리가 무엇을

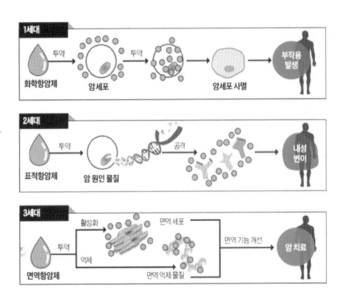

그림 7. 항암제의 종류와 작용 기전

오랫동안 광범위하게 사용되었던 화학항암제의 부작용을 줄이고 치료효과를 개선하기 위해 암의 발생 과정을 특이적으로 차단하는 표적항암제와 면역기능의 조절을 통해 암세포를 제거하는 면역항암제의 개발이 가속화하고 있다. (그림 출처: 한국경제, "94세 지미 카터 살린 '면역항암제' 원리 발견… '3세대 癌 치료' 길 열어", 2018. 10. 01)

좀 더 연구해야 할지에 대해 명확히 확인한 것 같습니다."

김 박사는 이제 연구 과제를 제시하고 연구팀원들에게 구체적으로 일을 맡겨야겠다고 마음먹는다. "자, 우리 이제 정리해 보기로 합시다. 지난달에 우리는 병실 회진을 하면서 간세포암종에 대해 표적항암제로 치료하는 환자를 만났습니다. 그 환자는 손발에 물집이 생기는 표적치료제 부작용 때문에 심한 고통을 받고 있었고 그로 인해 항암치료를 계속할 수 없는 지경에 이르렀습니다. 우리들은 그때, 표적치료제를 사용하는 간세포암 환자들이 겪는 부작용으로 인한 고통을 줄여줄 수 있는 방법이 없을까 고민했고, 만약에 그런 방법을 찾을 수 있다면 간세포암종 환자들을 보다 더 효과적으로 치료하여 그들을 도와줄 수 있을 것이라고 생각했습니다. 여러분들 기억하십니까?" 김 박사는 연구팀의 기억을 확인한다. "그리고, 오늘 우리는 간세포암종에 사용하는 표적치료제의 작용 기전과 부작용에 대해 과학적인 검토를 하였습니다. 또한, 현재까지 이러한 약물 부작용을 줄여주기 위한 특별한 방법이 없음도 확인했습니다. 그러면 앞으로 우리 연구팀이 할 일은 무엇일까요? 무엇을 할 수 있을까요? 어떤 방법을 동원해야 할까요?"

김 박사는 열의에 가득 찬 연구팀원들의 눈빛을 본다. 환자들의 고통을 덜어주고 치료효과를 개선할 수만 있다면 무슨 일이든지 어떤 고난이든지 감수하겠다는 의지를 본다. 고마운 일이다. 그러나, 그런 일이 단숨에 가능하지도 않을뿐더러 우리 힘만으로 이루어낼 수 없는 일이라는 것을 김 박사는 너무나 잘 알고 있다. 연구팀의 역할과 한계를 명확히 알려줄 필요를 느낀다. "우리는 환자를 돌보는 임상의사입니다. 우리가 연구를 통해 문제의 원인과 발생 기전을 밝히고 그 대책을 세우는 일까지 모두 해낼 수는 없습니다. 그리고, 우리는 모든 시간을 바쳐 연구에만 전념할 수도 없습니다. 그러나, 우리가 임상의사로서 마땅히 해야 하는 연구, 기초연구자들보다 더 잘할 수 있는 연구가 있습니다. 이러한 연구과제들을 찾아내어 수행함으로써 과학 발전에 기여할 뿐만 아니라 궁극적으로는 환자의 치료효과를 향상시키고 고통을 덜어줄 수 있을 것입니다. 다시 말해 우리 임상의사들의 연구는 환자의 진단과 치료를 개선하는 데 초점이 맞추어져야 합니다."

김 박사는 이제 연구과제를 구체적으로 제시할 시간이라고 생각한다. "간세포암종 환자에게 표적항암제를 사용하는 경우, 환자들에게 가장 흔하게 발생하고 그들이 가장 고통스럽게 느끼는 부작용은 손발피부반응(HFSR: Hand-Foot Skin Reaction)입니다. 즉, 손과 발에 통증이 나타나고 심하면 물집이 생겨서 약을 계속 사용할수 없는 경우가 매우 흔하게 발생합니다. 그 결과 간세포암종 환자에서 표적치료제의 치료효과가 감소하고 끝내는 환자들에게 큰도움을 주지 못하게 됩니다. 만약에 이런 심각한 합병증을 보일수 있는 환자들을 사전에 구별해낼 수 있다면, 간세포암종 환자들 개개인에게 가장 적절한 맞춤치료 대책을 세워줄 수 있을 것입니다. 그리고, 간세포암종 환자들이 겪을 수 있는 표적치료제 합병증의 발생을 사전에 예방할 수 있다면 혹은 그들이 겪는 고통을 줄여줄 수 있다면, 궁극적으로 간세포암종에 대한 표적치료제의 치료효과를 개선할 수 있을 겁니다. 따라서, 이제 우리 연구팀은 우선 간세포암종 환자들 중에서 표적치료제를 투여 받은 후 손발피부반응을 일으킬 가능성이 높은 환자들을 미리 선별하는 방법을 찾아내는 연구를 하기로 합시다." 김 박사의 제안에 연구팀원들의 눈빛이 더욱 밝아진다.

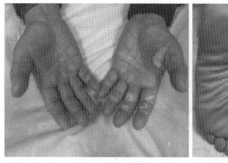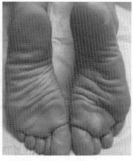

그림 8. 표적항암제 사용 후에 흔히 발생하는 손발피부반응

표적항암제를 사용하는 많은 환자들에서 부작용으로 손발피부반응(HFSR: Hand-Foot Skin Reaction)이 흔히 발생한다. 이러한 부작용이 심한 경우 환자들은 고통을 견디기 어려워 치료를 중단한다.

"간세포암종 환자가 표적치료제를 사용한 후 겪게 되는 손발피부반응은 환자에 따라 매우 다양한 형태와 강도로 나타납니다. 더욱이, 동서양의 보고를 비교해 보면, 손발피부반응의 발생 양상과 비율이 동서양인 간에 큰 차이를 보입니다. 이런 연구 결과는 표적치료제 부작용의 발생 여부와 양상을 결정하는 데에 유전적 배경이 영향을 미칠 가능성을 시사하고 있습니다. 따라서 표적치료제를 사용한 간세포암종 환자에서 심한 손발피부반응을 나타낸 예들의 유전적 배경을 손발피부반응을 나타내지 않은 예들과 비교분석하면, 표적치료제 사용 이전에 미리 표적치료제 사용 후 심한 손발피부반응을 보일 수 있는 환자들을 선별하는 방법을 찾아낼 수 있을 것입니다." 특히 박 선생이 뿌듯해한다. 지난 한 주 동안애써 준비해 발표한 내용이 연구과제를 구체화하는 데 도움이 된 것 같아 만족스런 표정이다.

김 박사가 임 교수 쪽으로 고개를 돌린다. "임 교수, 간세포암종 환자에서 표적항암제의 치료효과를 평가하는 임상연구는 잘 진행되고 있지요? 현재 몇 예의 코호트가 모집되었나요?" 임 교수가 조 간호사와 함께 노트북을 살피더니 대답한다. "네, 계획대로 잘 진행되고 있습니다. 전체적으로 5개국 32개 센터에서 373예가 모집되었습니다. 우리나라에서는 7개 센터에서 총 104예, 우리 병원에서는 26예가 모집되었습니다." 김 박사가 다시 묻는다. "대상자 모집이 완료되면 국내 코호트가 총 몇 예쯤 될까요?" "아마 120예를 넘을 겁니다, 교수님." 김 박사는 끄덕이며 말을 잇는다. "네, 그 정도의 코호트 숫자라면 충분할 것 같습니다. 그럼, 대상을 국내 코호트로 한정합시다." 김 박사는 미리 연구 계획을 세워 놓은 것 같다. 가설을 입증하기 위한 대상 예의 숫자도 계산해 놓은 것 같다.

김 박사가 또 확인한다. "임 교수, 임상연구에 참여한 환자 개개인에게 연구내용에 대해 자세히 설명하고 연구 시작 전에 동의서를 모두 받았지요? 그리고, 혈액을 이용해 분자생물학적 연구를 시행해도 좋다는 동의도 별도로 받았지요?" 임 교수는 대답한다. "그럼요, 교수님. 모두 차질 없이 해놓았습니다." "조 간호사, 서류 관리는 잘 되고 있지요?" 조 간호사가 긴장한 목소리로 대답한다. "네, 교수님. 모두 서명을 받아 잘 보관하고 있습니다. 국내 다른 센터의 동의서들과 임상자료들도 모두 잘 보관하고 있습니다." 김 박사는 만족스런 표정으로 장 연구원을 향한다. "장 연구원, 혈액 샘플들은 채혈 즉시 혈청과 연막(Buffy coat)으로 분리해서 따로 보관해 놓았나요?" "네, 교수님. 국내의 다른 센터 샘플들도 모두 보관되어 있습니다."

김 박사는 앞으로 해야 할 일들을 정리한다. "임 교수, 전공의 김 선생과 박 선생의 도움을 받아 연구계획서 초안을 작성해 주시겠습니까? 우선 원내 연구심의위원회에 제출할 연구계획서가 필요합니다. 원내 심의를 통과하면 금년 가을에 공모할 보건복지부의 연구비지원 프로그램에 연구비지원을 신청할까 합니다." 임 교수가 노트북에 메모를 남기며 대답한다. "네, 잘 알겠습니다. 그런데, 어떻게 유전적인 배경을 분석할까요? 교수님." 김 박사는 마치 그 얘기를 꺼내려 했다는 듯이 대답한다. "네, 그렇습니다. 연구계획을 완성하기 위해서는 앞으로 그 부분을 좀 더 구체적으로 논의할 필요가 있습니다. 그래서 김 선생에게 과제를 드리려고 합니다. 이 과제를 위해 우리가 분석해야 할 임상자료들은 무엇인지, 어떤 유전자들을 분석할 것인지에 대해 구체적으로 조사한 다음, 그 결과를 다음 주 연구모임에서 발표해 주기 바랍니다. 어떻게 해야 할지 판단이 어려우면 임 교수에게 도움을 청해도 좋습니다."

걱정스런 표정을 짓는 김 선생을 향해 김 박사가 약간의 지침을 더한다. "요즘 유전적 성향을 분석하는 데에는 단일염기다형성(SNP: Single-Nucleotide Polymorphism)을 가장 흔히 사용합니다. 우리도 그 방법을 이용하면 좋겠습니다. 이 방법을 이용하기 위해서는 분석할 유전자들을 선정해야 합니다. 물론 많은 수의 샘플을 이용해 많은 유전자들을 분석할 수 있으면 좀 더 정확한 정보를 얻을 수 있겠지만 임상 표본 수집의 어려움과 연구비의 한계가 있기 때문에 우리 연구에서는 샘플 수와 분석하는 유전자 수를 제한할 수밖에 없습니다. 제 생각에는 분석할 유전자 수를 100개 미만으로 한정했으면 합니다. 그리고, 연구에서 긍정적인 결과를 얻을 확률을 높이기 위해 심한 손발피부반응을 보인 사례들과 그렇지 않은 사례들 간에 차이를 나타낼 가능성이 높은 유전자들을 선정해야 합니다. 제가 의견을 보태자면 표적치료제가 인체에서 대사될 때 관여하는 단백질과 관련된 유전자, 혈관신생(angiogenesis)이나 혈관염(vasculitis)과 관련된 유전자 그리고 동서양인 간 종족 차이를 규정짓는 유전자들을 포함했으면 합니다. 다음 시간에 훌륭한 발표를 기대하겠습니다."

연애 일기를 끝내며

한 여자가 있었습니다. 대학을 갓 졸업한 그녀를 만난 건 벌써 6년 전 일입니다. 처음에 그녀는 반쯤 두려운 얼굴로 제 방문을 열었었습니다. 저 역시 교수로서 내딛는 첫 걸음의 불안 때문에 몹시 마음 졸이던 때입니다. 그렇게 우리의 연애 일기는 시작되었습니다.

말을 무던히 아끼던 그녀는 작은 일에도 많이 속상해하곤 했습니다. 가끔 동작을 멈추고 빤히 저를 바라보곤 했습니다. 어깨를 두드려 위로하려 하면 그녀의 눈가는 붉어지고 어깨가 들썩였습니다.

여리디 여린 손끝은 그래도 매섭습니다. 밤낮을 가릴 수 없이 정신없는 시간에 오히려 그녀의 진가가 드러납니다. 긴장을 풀 수 없는 비바람 속에서 그녀는 더욱더 현명해집니다. 차분히 기다릴 줄 알고 예견된 미래의 결실을 순수하게 좋아했습니다.

그녀는 저를 격려하는 일에도 게으르지 않았습니다. 힘들어 쓰러져 버리고 싶을 때 언제나 제 옆에 있어 주었습니다. 그저 바라봐 주는 것만으로 큰 위로가 되었습니다. 제가 오래 자리를 비웠을 때에도 그녀는 역시 제자리에서 다시 만날 것을 믿고 준비하였습니다.

그녀의 나이 스물아홉, 그녀와 저는 이제 헤어져야 합니다. 악수로 감사를 표하는 것 말고는 달리 할 말이 없었습니다. 고마운 마음에 그저 먹먹하기만 합니다

수년 동안 실험실에서 어려운 실험을 깔끔하게 마무리하던 그녀의 솜씨는 틀림없이 그녀를 좋은 아내로 만들 겁니다. 저의 긴장을 격려하던 그녀의 능력으로 새로 만든 가정의 행복을 스스로 만들어낼 겁니다. 저와의 연애 일기는 끝이 났지만 그녀의 진짜 행복은 이제 시작입니다.

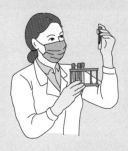

김 박사의 일기 <진료실 창가>에서:
오랫동안 함께했던 연구원을 떠나 보내며

연구팀이 물러간 자리가 오늘따라 몹시 허전하다. 김 박사는 맑은 별빛의 위로를 기대하며 창문 너머 하늘을 본다. 그러나, 오늘도 자동차와 빌딩 불빛이 야속하게 하늘을 가린다. 창가에는 무심한 한강이 비친다. 한강은 도시의 빛을 흡수하여 또다른 아름다움을 만든다. 지친 김 박사의 마음이 조금씩 넉넉해진다. 분주한 월요일을 큰 일 없이 마감하고 나니 그저 감사한 마음뿐이다.

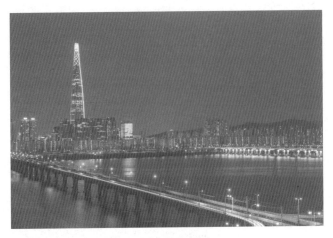

그림 9. 김 박사의 연구실 창가에 비친 한강 야경

하루 일과를 마무리하는 순간 아름다운 한강의 풍경은 김 박사에게 더할 수
없는 위로를 준다.

우정

같이 걸으며 춤을 추었다
땀을 나누며 어깨를 키웠다
눈을 부딪치며 하늘을 품었다

빈 주먹은 기쁨이었다
기막힌 웃음은 희망이었다
안경 너머 세상은 감동이었다

친구야
기억 속에서도 아련한 내 친구야
오늘은 꼭 한 번
꼭 한 번만 너를 만나고 싶다

굵은 너의 손마디
짙은 너의 눈썹
나를 격려하던
너의 넓은 가슴

김/박/사/의/공/감/진/료/스/토/리/

CHAPTER

04

진료실 갈등

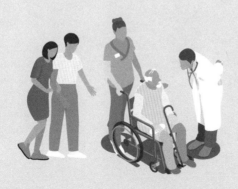

04

진료실 갈등

질병을 얻어 삶의 위기에 처한 환자와 환자를 도와줄 마음을 가지고 임상 능력을 키워온 의사가 만나면서 진료가 시작된다. 환자가 가지고 있는 의학적인 문제들을 파악하고 해결해 나가는 일이 그때부터 시작된다. 어떤 환자는 만족스러운 성과를 얻어 건강을 되찾고 감사하는 마음으로 의사의 손을 잡을 것이다. 그러나, 또 다른 환자는 의사로부터 전혀 도움을 받지 못했다고 불만을 가지기도 할 것이다.

　치료의 성과는 환자-의사 간의 소통 여부와 그 긴밀함의 정도에 따라 크게 달라진다. 의사와 환자 상호 간의 관계가 궁극적으로 진료의 성과를 좌우한다. 환자가 간절하게 도움을 청할수록, 마음을 열고 의사에게 다가갈수록, 의사는 환자의 의학적인 문제가 무엇인지 수월하게 파악할 수 있다. 그리고, 신속하고 정확하게 문제를 해결해 나갈 수 있다. 물론 의사에게는 환자가 마음을 열고 자신의 문제를 허심탄회하게 의논할 수 있도록 만드는 임상기술이 필요하다. 아무리 중하고 급한 문제를 가지고 진료실을 찾았다 해도, 환자의 눈에 담당의사가 자신의 문제에 공감하지 않는 것처럼 보인다면, 도움을 청하기가 쉽지 않을 것이다. 반면에, 환자가 의사에게서 자신을 도와줄 의지와 능력을 본다면, 어렵지 않게 마음을 열고 의사에게 도움을 청할 것이다. 이와 같이, 진료실에서 최상의 성과를 얻어내기 위해서는 의사가 환자의 고통에 공감하고 환자들이 마음을 열고 다가올 수 있도록 하는 임상기술을 갖추는 일이 필수적이다. 환자들에게도 역시 의사를 신뢰하고 존중하는 태도가 반드시 필요하다.

병원은 환자의 의학적 문제들을 해결함으로써 환자들에게 어떤 형태로든 이익을 주기 위해 존재하고 마땅히 그래야 한다. 그럼에도 불구하고 적지 않은 환자들이 병원에서 받은 진료에 만족하지 못하고 있으며 실제로 치료 성과가 기대에 미치지 못하거나 오히려 환자에게 불이익을 주기도 한다. 심지어는 환자가 사망하는 최악의 결과가 초래되기도 한다. 이런 경우 환자들은 종종 병원이나 의료진에게 거세게 항의하거나 '환자를 살려내라'고 절규하기도 한다.

이런 일이 발생하는 이유는 무엇일까? 이런 결과의 책임은 누구에게 있는가? 환자와 가족들이 의사와 병원에게 그 책임을 묻고 울부짖는 이유는 무엇인가? 이런 환자-의사 간 갈등을 사전에 예방할 수는 없는 것인가? 복잡한 마음이 든다.

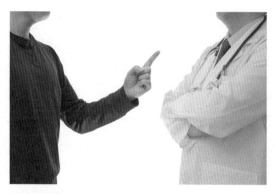

그림 1. 의사-환자 간 갈등

환자들은 종종 진료의 성과에 불만을 갖는다. 이런 경우 환자와 가족들은 병원이나 의료진에게 거세게 항의하거나 '환자를 살려내라'고 절규하기도 한다.

의료사고 증가의 이유

의료 현장에서는 질병에 대한 진단과 치료과정에서 종종 바라지 않는 결과가 나타나기도 한다. 의학적 도움을 기대하고 병원과 의료진을 찾은 환자와 가족들의 입장에서는 받아들이기 힘든 고통스런 결과이다. 이런 경우 의학적 지식이 부족한 환자와 가족들은 우선적으로 병원과 의료진에게 분노와 절규를 쏟아내기도 한다. 의료과실을 주장하며 울분을 토로하기 십상이다. 의학적 도움은 고사하고 오히려 불이익을 받았다고 믿는 환자와 가족들의 입장에서 보면 충분히 이해할 수 있는 상황이다. 그러나, 의료진의 입장에서 보면, 특히 어려운 질병을 진단하고 치료하는 의료진의 입장에서 보면, 그 결과를 의료과실로 인정할 수 없는 충분한 이유가 있는 경우가 많다. 그러면 이와 같이 환자-의사 간에 갈등을 겪게 되

는 이유는 과연 무엇인가? 환자-의사 간의 갈등을 해결하기 위해서
는 먼저 그 원인들에 대해 좀 더 냉정하게 분석해볼 필요가 있다.

의료사고와 의료과실

환자의 진료과정에서는 불가피하게 의료사고가 발생한다. 그리고,
진료의 결과가 만족스럽지 못하거나 바라지 않았던 결과가 나타나
면 환자와 가족들은 종종 그 원인이 의료과실 때문이라고 주장한
다. 의료진이 진료하는 과정에서 과오를 저지른 것이라는 주장이
다. 반면에, 병원과 의료진은 많은 경우에 있어서 그 결과의 발생
이 불가항력이었으며 진료과정의 과실로 인한 것은 아니라고 주장
한다. 이러한 관점과 의견 차이로 인해 병원에서 환자-의사 간 갈
등이 드물지 않게 일어나고 있는 것이 현실이다.

　의료기관평가인증원이 2019년에 발표한 자료에 따르면, 자율적
으로 보고된 환자안전사고 건수가 최근 4년간 꾸준히 증가해,
2019년에는 2018년에 비해 약 1.3배 증가한 11,953건에 달한다고
한다. 사고의 종류는 낙상이 5,293건으로 44%를 차지해 가장 높
은 것으로 나타났다. 이어 투약(3,798건, 32%), 검사(715건, 6%), 진
료재료 오염/불량(217건, 2%), 감염관련(174건, 2%) 순으로 보고됐
으며, 이 중 특히 투약사고는 2018년 대비 약 46%가량 증가했다.

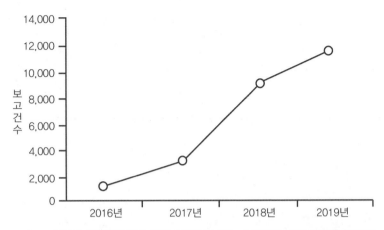

그림 2. 연도별 환자안전사고 보고 현황(2016년~2019년), 의료기관평가인증원

환자안전사고 건수가 최근 4년간 꾸준히 증가해, 2019년에는 2018년에 비해
약 1.3배 증가한 11,953건에 달한다.

의료사고 피해구제 및 의료분쟁 조정 등에 관한 법률 제2조(정
의)에서는 의료사고를 "보건의료인이 환자에 대하여 실시하는 진
단·검사·치료·의약품의 처방 및 조제 등의 행위로 인하여 사람
의 생명·신체 및 재산에 대하여 피해가 발생한 경우를 말한다"고
정의하고 있다. 따라서, 단순한 안전사고인 낙상은 의료사고의 범
위에서 제외해야 할 것이다. 한편, 여기에서 정의하는 의료사고의
범위에는 보고된 의료과실은 물론 통계에서 제외된 불가항력적인
사고와 환자의 과실 등이 추가로 포함되어야 할 것이다.

이러한 의료사고 중에서 의료과실은 의료인에게 과실이 있는 경
우를 지칭한다. 의사의 과실을 판단하는 기준은, 진료를 담당한 의
사가 통상의 일반적인 의사로서 갖추어야 할 그 당시의 의학적

지식과 기술에 의해 결과의 발생을 예견할 수 있음에도 불구하고 그 결과 발생을 회피하지 못한 과실이 있었는지 여부이다. 또한, 의사가 환자에게 요구되는 설명을 하지 않아 의료사고가 발생하였는지 여부이다. 즉, 의료사고가 발생하였다 하더라도, 그것이 현재의 의학지식과 기술의 수준에 비추어 예측하고 예방할 수 없는 일이거나 최선의 치료 후에도 어느 정도의 확률로 감수할 수밖에 없는 일이라면 법적으로 의료인에게 그 책임을 물을 수 없다는 의미이다.

이와 같은 의학적 그리고 법률적 관점에서 보면, 의사가 자신의 과실을 인정하기가 쉽지 않다. 따라서, 의료사고를 당한 환자와 가족들의 분노와 절규에 쉽게 동의하기 어려운 경우가 많다. 한편, 환자 가족들의 관점에서 보면, 의료사고가 발생했음에도 의사가 사과를 하지 않고 '안타깝지만 어쩔 수 없는 일'이라고만 하니 분하고 속이 터지게 된다. 이러한 환자-의사 간 갈등은 잘잘못을 가리기보다 끝내 감정싸움으로 진행되기 십상이고 결국 소송으로 이어지는 경우가 드물지 않다. 그러나, 이렇게 의료소송으로 번지는 경우, 의료진의 중대한 과실이 입증되지 않는 한 의료과실로 인정받기 힘든 것이 현실이다.

물론, 의료사고 가운데 의료인의 명백한 과실이 그 원인인 경우가 없지 않다. 명백한 오진이나 치료 과정에서 발생한 주의의무 위반 그리고 마땅히 해야 하는 설명의무 위반 등이 그것이다. 따라서 병원이나 의료진은 의료사고가 발생하지 않도록 이중 삼중의 사고예방 시스템 개발과 각고의 노력을 게을리하지 말아야 할 것이다.

그러나, 적지 않은 의료사고가 환자의 과실로 인해 발생하기도 한다. 의료법 시행규칙에는 환자들이 지켜야 할 의무조항이 명시되어 있다. 첫째 조항으로 "환자는 자신의 건강 관련 정보를 의료인에게 정확히 알리고, 의료인의 치료 계획을 신뢰하고 존중하여야 한다"고 적시하고 있다. 환자가 의료인에게 거짓을 말하거나 필요한 사실을 숨기면 진단과 치료에 어려움을 겪고 그로 인해 불만족스러운 결과를 얻을 수도 있기 때문이다. 또한, 환자는 의료인을 존중하고 그들의 진료 행위에 협조해야 할 의무가 있다. 질병에 대한 적절한 진단과 치료를 위한 의사의 권고나 지시를 존중해야 한다. 의료인의 지시에도 불구하고 진단과 치료에 불리한 행위를 하거나 의사의 권유에도 불구하고 적절한 치료를 거부하여 불량한 치료 성과를 얻는 사례들이 드물지 않은 것도 사실이기 때문이다.

현대의학의 한계

의료사고의 많은 부분은 현대의학의 한계 때문에 발생한다. 현재의 의학지식과 기술을 이용하여 최선을 다한다 해도 불가항력적으로 발생할 수밖에 없는 사고들이 많다. 질병의 진단법에 내포된 문제점, 치료에 필연적으로 동반되는 합병증, 기대할 수 있는 치료 성과의 한계 등으로 인해 진료는 언제든지 불만족스러운 결과를 초래할 가능성을 안고 있다. 최근 들어 의학이 급속도로 발전해온 것도 사실이지만, 아직까지 원인을 확실하게 규명하지 못하고 있는 질병, 조기 진단에 어려움을 겪고 있는 질병, 효과적인 치료법을 찾아내지 못하고 있는 질병들이 많이 남아있다. 오히려, 조기에 진단하여 확실하게 완치할 수 있는 질병이 소수라고 하는 편이 솔직한 설명일 수 있다.

암이나 에이즈같이 소위 불치병으로 알려진 질병을 치료할 때에는 환자와 가족들도 의학적 한계를 비교적 잘 이해하고 있기 때문에 비록 치료 경과가 좋지 못하더라도 이를 의료사고나 의료과실로 생각하지 않는 경우가 많다. 물론 치료 과정의 어떤 부분에 불만을 제기하는 경우가 없지는 않지만 말이다. 그러나, 치료에 어려움이 많고 그 성과가 불량한 경우가 많지만 그 사실이 일반인들에게 잘 알려져 있지 않은 질병의 경우에는, 환자와 가족들이 현대 의학의 한계를 잘 인정하지 않고 불량한 치료 성과가 의료과실 때문이라고 주장하는 사례들이 적지 않다. 또한, 아나필락시스(anaphylaxis)같이 예측이 어려운 알레르기 반응이 나타나서 심각한 결과가 초래된 경우에도 환자와 가족들이 이를 병원과 의료진의 과실 때문이라고 믿는 경우가 드물지 않다.

■ 다양한 치료 성과

환자들을 치료하는 과정에서 의사들은 환자의 상태에 따라 치료의 목적을 다르게 설정한다. 제일 먼저 환자의 질병을 완치시킬 수 있는지를 살핀다. 그럴 수 있다면, 질병이 없는 상태로 되돌릴 수 있다면 그것이 가장 좋은 치료 성과일 것이다. 세균에 의한 감염증, 외부 상처 혹은 수술을 포함한 처치나 치료로 질병을 없앨 수 있는 경우가 이에 해당한다. 이 경우에도 치료 과정에 합병증이 발생할 수 있지만 궁극적으로 완치를 기대할 수 있으므로 의사들에겐 매우 반가운 상황이다. 그러나, 병원을 찾는 환자들 중에 이와 같이 완치를 기대할 수 있는 경우는 그렇게 많지 않다. 일반인들이 비교적 쉬운 병으로 생각하는 감기조차도 근원적인 치료가 매우 힘들다. 증상을 완화하고 심각한 합병증이 발생하지 않도록 예방하고 만약에 합병증이 발생하더라도 이들을 조기에 발견하여 치료함으로써 스스로 치유되도록 돕는 것이 치료의 대부분이다. 더욱이 많은 만성 질환 환자들의 경우에는 질병을 완전히 퇴치할 수 없다. 즉, 만성 질환을 가지고 있는 환자들은 대부분 장기간 아니 어쩌면 평생토록 질병과 함께 살아가야 한다. 의료진은, 이런 질병을 가진 환자들을 만날 경우, 치료의 목표를 완치로 정할 수 없다. 질병의 진행을 막아 합병증이 발생할 가능성을 줄여줌으로써 환자의 수명을 연장하고, 환자가 불편을 덜 겪을 수 있도록 도와주는 것을 치료의 목표로 삼는다.

이와 같이 만성 질환을 가지고 살아가야 하는 환자들은 질병을 **물리쳐야 할 적**으로 여기기보다 **헤어질 수 없는 고약한 친구**로 생각하고 함께 살아갈 방도를 찾아야 한다. 그러므로, 길고 힘든 질환의 여정에서 믿을 수 있는 의사와 손발을 맞추는 일은 매우 중요하다. 담당의사는 질환과의 힘겨운 여정을 겪고 있는 환자를 전문적으로 도와줄 의지와 능력을 가진 존재이기 때문이다. 의료진과 오랫동안 손잡고 함께 걷기 위해서 환자는 의료진에게 신뢰를 보내야 한다. 그것이 종국에는 스스로를 위하는 일이라고 김 박사는 강조한다. "환자의 선택에 따라서 환자 자신과 가족들이 끊임없는 공포와 괴로움 속에서 고통받으며 살 수도 있고 질환의 여정을 평화롭게 만들어 평안함을 누릴 수도 있습니다. 질병을 얻은 것은 불행한 일이지만 그 이상의 고통을 추가하느냐 여부는 환자 자신의 선택입니다. 질병은 환자 본인의 잘못 때문에 생긴 것이 아니고 가족의 탓도 아니며 의료진의 잘못은 더더구나 아닙니다. 본인을 자책하거나 가족에게 혹은 의료진에게 화를 내는 일은 아무 소득이 없을 뿐만 아니라 치료에도 악영향을 미친다는 사실을 환자들은 이해해야 합니다. 또한, 앞으로 질병과 싸워 나가야 할 주체는 다름아닌 환자 본인임을 기억해야 합니다. 환자들께 재삼 당부드립니다. 환자들을 위해 존재하고 환자들의 치료를 위해 쉬지않고 고심하는 의료진에게 신뢰와 존중을 보내주십시오. 의료진을 위해서가 아니라 원활한 소통 그리고 궁극적으로는 환자 본인의 치료 성과를 향상시키기 위해서입니다. 그리고, 환자를 위해 언제나 격려와 후원을 보내주는 가족들에게도 감사의 마음을 표현해주십시오. 그들은 아무 보상도 없이 환자를 위해 귀중한 시간과 열정을 쏟아붓는 이들이기 때문입니다." (『김 박사의 공감 클리닉』, 정영화, 2021)

만성 질환을 가진 환자들이 의료진의 도움을 받아 질환의 여정을 모범적으로 잘 관리한다고 해도 장기간의 여정 속에서 질병의 심각한 합병증을 겪는 일은 드물지 않다. 의료진이 최선의 노력을 다했음에도 불구하고 질병이 악화하기도 하고 치료에 따른 부작용이 발생함으로써 치명적인 결과가 초래되기도 한다. 이런 경우, 의료진이 그동안 환자와 가족들로부터 신뢰와 존중을 받아왔다면, 환자와 가족들이 의료진을 자신들의 편이라고 굳게 믿어왔다면, 그들은 갑자기 닥친 불행을 어쩔 수 없는 일로 받아들일 수 있다. 그러나, 환자-의사 간에 신뢰관계가 성립되어 있지 않은 경우에는 갈등이 발생할 소지가 많다. 이 경우, 환자와 보호자들은 의료과실의 가능성을 제기할 것이고, 병원과 의료진은 최선의 진료였음을 주장할 것이다.

■ 진단 정확도

적지 않은 수의 의료사고들이 소위 오진에 기인한다. 환자의 질병을 잘못 진단하였거나 늦게 진단하여 치료의 기회를 놓쳤거나 불량한 치료 결과를 얻는 경우들이다. 오진은 우리나라뿐만 아니라 미국에서도 중요한 사회적 이슈이다. 미국의 경우 의료진의 오진율이 10~15%에 이른다고 보고되었다. 우리나라에서도 삼성서울병원이 이른바 메르스(MERS: Middle East Respiratory Syndrome, 중동 호흡기 증후군) '슈퍼 전파자' 환자를 폐렴으로 오진해 사태를 키웠다는 비난을 받은 적이 있다. 오진이 발생하면 환자와 가족들은 흔히 갑작스럽게 닥친 불행의 원인이 의료과실 때문이라고 주장한다. 그러나, 병원과 의료진의 주장은 다르다. 오진은 진단법의 한계 때문이고 환자의 주장은 결과론적인 얘기일 뿐이라고 말한다. 풀어내기 쉽지 않은 문제이다.

병원에서 의사에 의해 행해지는 진단 과정을 살펴보자. 일반적으로 불편함이나 고통 등 증상이 있는 환자들이 병원을 방문한다. 의학적인 문제가 무엇인지 확인하고 그것을 해결하는 데 도움을 받기 위해 병원과 의사를 찾는다. 의사는 제일 먼저 문진을 한다. 환자의 현재 불편함이 무엇인지 그것이 언제부터 어떤 양상으로 나타나서 지속되었는지, 동반 증상들은 없는지, 예전부터 어떤 의학적 문제를 가지고 있지 않았는지, 가족력은 어떤지, 어떤 약을 사용하고 있는지 등 다양하고 세세한 것들을 묻는다. 그리고 진찰을 한다. 추가적으로 진단을 위한 단서를 찾기 위함이다. 이를 종합하여 일차적으로 판단을 한다. 어떤 질환일 가능성이 높은지, 어떤 질환의 가능성은 높지 않지만 확인해야 하는지, 어떤 질환은 그 가능성이 배제되는지 등을 구분한다.

이와 같은 의사들의 최초 행위는 환자의 질병을 정확히 알아내는 데 매우 중요하다. 어떤 것을 찾으려고 할 때, 그것을 찾으려고 하는 의지가 강한 사람 그리고 어떤 단서를 가지고 그것이 있을 가능성을 의심하는 사람의 눈에 그것이 더 잘 보이게 마련이기 때문이다. 다시 말해 의심의 단서(index of suspicion)를 가지고 질병을 진단하는 의사가 정확한 진단에 도달할 확률이 높다. 따라서, 의사들은 오진을 줄이기 위해, 가능한 한 정확한 진단을 늦지 않게 내리기 위해, 스스로 의심의 단서를 찾아내는 임상기술을 지속적으로 향상시켜 나가야 한다. 그리고 환자들도 문진과 신체검사의 중요성을 깊이 이해하여 의사들에게 적극적으로 협조할 필요가 있다.

의사들은 자신들의 일차 판단에 따라 정확한 진단을 위해 각종 검사들을 계획하고 실행한다. 현대의학의 획기적인 발전에 따라 진단법들의 정확도가 놀라울 정도로 향상된 것이 사실이다. 그 결과 병원에서 정확한 진단에 신속하게 도달할 가능성이 매우 높아졌다. 그러나, 아직까지 모든 검사들은 각각 다양한 문제와 한계점을 가지고 있다. 어떤 검사를 시행하여 그 결과를 해석할 때 우리는 그 검사가 가진 민감도(sensitivity)와 특이도(specificity)를 고려해야 한다. 어떤 문제가 있다고 진단했을 때 실제로 그 문제가 있을 확률인 민감도와 어떤 문제가 없을 것이라고 진단했을 때 실제로 그 문제가 없을 가능성인 특이도를 감안하여 검사 결과를 해석해야 한다. 현대 의학에서는 어떤 검사법을 개발했을 경우 반드시 이와 같은 진단 정확도(diagnostic accuracy)를 함께 보고하도록 하고 있다. 지금까지 알려진 검사법들 중 그 민감도와 특이도가 100%인 것은 없기 때문이다. 다시 말해 어떤 검사도 질병을 잘못 진단할 가능성을 내포하고 있다. 따라서, 보다 정확한 진단에 이르기 위해서는 이를 보완하는 다양한 노력과 임상기술들이 병행되어야 한다.

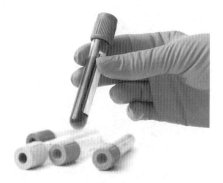

그림 3. 검사의 한계

최신의 의학기술을 이용해 개발한 검사들도 100%의 진단능률을 나타내지 못한다. 즉, 검사 결과를 해석할 때 해당 검사의 민감도와 특이도를 감안하여 오진의 가능성을 고려할 필요가 있다. 그리고, 오진의 가능성을 줄이기 위해서 다양한 임상기술들을 활용할 필요가 있다.

더욱이 질병의 유병률이 낮은 경우에는 검사의 진단 정확도가 크게 낮아진다. 이승훈 교수는 이 사실을 조건부확률을 이용하여 수학적으로 확인하였다. "어떤 병에 걸릴 확률이 0.5% 정도로 낮은 경우에는, 검사를 통해 '병이 있을 때 병이 있다'고 정확하게 진단할 확률이 95%이고 '병이 없을 때 병이 없다'고 정확하게 진단할 가능성이 99%로 높은 편이라 하더라도, 검사 결과 병이 있는 것으로 판정받은 경우 실제로 그 병에 걸렸을 확률은 32.3%로 높지 않다. 반면에, 어떤 병에 걸릴 확률이 5% 이상인 경우에는, 검사를 통해 '병이 있을 때 병이 있다'고 정확하게 진단할 확률이 95%이고 '병이 없을 때 병이 없다'고 정확하게 진단할 가능성이 99%로 높은 편이면, 검사 결과 병이 있는 것으로 판정받았을 때 실제로 그 병에 걸렸을 확률이 80% 이상으로 높다"는 사실을 수학적으로 계산해 냈다. (「병 진단 오진율과 조건부확률」, 과학의 지평, 이승훈, 2018)

■ 치료와 합병증

최근 들어 각종 질병에 대한 효과적인 치료법 역시 빠른 속도로 개발되어 왔다. 그 결과 오랫동안 불치병으로 생각해 오던 많은 종류의 암들을 완치할 수 있는 길이 열렸다. 그리고, 완치가 어려운 단계에 진단된 암환자들도 종양을 잘 관리하며 비교적 오랫동안 생존할 수 있게 되었다. 그러나, 어떤 치료법을 여러 환자에게 똑같이 적용했을 때, 나타나는 치료효과는 동일하지 않다. 질병의 종류, 중증도, 환자의 상태 등에 따라 치료효율이 크게 다를 수 있다. 더욱이 대부분의 치료법들은 경과 중에 합병증을 유발할 가능성이 있다. 따라서, 어떤 환자가 치료를 받은 후에 왜 자신의 질병이 낫지 않느냐거나 왜 자신에게 원치 않는 합병증이 발생했느냐고 따진다면 이를 듣는 의료진은 매우 난감할 수밖에 없다. 특히 아나필락시스와 같이 예측하기 어려운 알레르기 반응이 나타나 심각한 결과를 초래했을 경우 환자와 가족들은 황망한 마음에 병원과 의사의 과실 가능성을 강하게 주장하기 쉽다. 그러나 이 경우에도, 현재의 의학지식이나 기술로 그 발생 가능성을 예측하기 매우 어렵다는 사실을 감안하면, 의료과실을 입증하기 어려운 경우가 대부분이다.

일반적으로 치료에 따른 합병증은 대부분 의료사고의 범위에서 제외되는 경우가 많다. 그것이 현재의 의학지식에 비추어 예상할 수 있는 합병증이었는지 여부와 상관없이 치료과정에서 의료인의 직접적인 과실이나 부주의가 없었다면 대부분 의료진에게 책임을 묻지 않는다. 물론 치료를 시행하는 의료진은 치료로 인해 발생할 수 있는 합병증의 발생여부를 꼼꼼히 모니터하고, 합병증이 발생했을 경우 가능한 한 조기에 발견해서 치명적인 결과가 일어나지 않도록 관리해야 한다. 그러나, 아무리 의료진이 철저히 대비한다고 해도 일부 환자에게는 합병증이 발생할 수 있고 그 결과가 치명적일 수 있기 때문에 이런 경우에 의료인에게 법적 책임을 묻지 않는 것이다.

이제 제1장에서 소개한 홍 아무개 환자의 사례로 돌아가 보자. 홍 아무개 환자는 만성 B형 간염을 앓고 있었지만 20여 년 동안 병원에서 정기적인 진료를 받으며 비교적 잘 지내왔다. 간세포암종이 생기기 이전 몇 년 동안 정기검사를 받지 않은 것이 조금 아쉽지만 그래도 간세포암종 진단 후 1년여 간 비교적 양호한 치료 효과를 얻을 수 있었다. 치료에 따르는 고통과 비용을 감수해야 했지만 양호한 치료 성과는 매우 다행스러운 일이었다. 그러나, 홍 아무개 환자는 치료의 한계로 인해 치료를 시작한 지 1년여가 지나 담도 폐쇄에 의한 황달을 겪게 된다. 완치가 불가능한 암환자가 치료를 지속하다 보면 언젠가 겪게 되는 문제, 즉 질병의 진행으로 인한 문제에 부딪친 것이다. 김 박사 팀은 환자의 담도 폐쇄를 극복하기 위해 내시경을 이용한 담관 배액술을 시행한다. 그렇게 하지 않으면 빠른 속도로 황달이 심해지고 간기능이 나빠지기 때문이다. 그런데 김 박사 팀이 최선을 다했음에도 불구하고 홍 아무개 환자는 호전되지 않고 오히려 악화되어 담관염 그리고 패혈증이 발생했고 결국 환자가 사망에 이르게 되었다. 안타까운 일이다.

갑작스런 환자의 죽음에 가족들이 느꼈을 황망함이 눈앞에 선하다. 누구든지 사랑하는 가족이 갑자기 이런 상황을 맞는다면 억울한 생각이 들고 의료과실을 의심할 수 있을 것이다. 그들의 의료진을 향한 분노와 절규를 충분히 이해할 수 있다. 그러나, 조금 더 침착하게 생각해 보면 그건 사실과 다르다. 예컨대 홍 아무개 환자와 유사한 조건의 환자들의 경우에서 담관 배액술을 시행한 후에 담관염과 그에 따른 패혈증이 나타날 확률이 5%로 보고되었다고 하자. 그런데 그 합병증이 이번에 홍 아무개 환자에게서 발생하였다. 환자의 가족들은 그 결과를 받아들이기가 매우 힘들 것이다. 가족들의 입장에선 얼마 전까진 멀쩡했던 환자가 담관 배액술을 받고 나서 이렇게 되어 버린 것이 시술을 한 최 아무개 선생이 잘못한 것이라고 생각하기 십상이다. 그러나, 의사의 입장에선, 환자에게 꼭 필요한 시술을 결정하였고 시술을 준비하고 시행하는 데 있어서 온갖 주의를 다 기울였다고 생각한다. 또한 환자에게 발생한 합병증은 확률적으로 감수해야 하는 것이고, 홍 아무개 환자의 사례는 자신이 지금까지 시술한 100예 중에서 두 번째로 발생한 것이니 오히려 자신은 세계적 평균보다 뛰어난 의술을 시행한 것이라고 생각할 수도 있다.

이 사례에서 김 박사는 통계를 이용해 의료과실 여부를 따지려하지 않는다. 가족들의 입장에서 그건 무의미하기 때문이다. 치료후에 환자에게 심각한 합병증이 나타났다면 그건 그 환자의 입장에서는 발생 확률이 100%라는 말이다. 통계학적으로 5%였다는 발생 확률은 의미가 없어지고 현실에서는 100%가 되는 것이다. 이런 느낌을 가진 가족들에게 '통계학적으로 5%'란 설명은 오히려 그들을 더욱더 분노하게 만들 수 있다. 그러나, 이렇게 '억울한' 일을 당한 환자나 가족들도 조금 더 침착하게 판단할 필요가 있다. 병원과 의료진이 당시에 환자를 위해 판단하고 최선의 결정을 내렸고 치료 효과를 향상시키고 합병증의 발생을 줄이기 위해 최선의 노력을 다했으며 합병증이 발생했을 때 최선의 치료를 다했다고 생각한다면 원치 않는 치료 결과까지도 받아들일 수 있어야 하지 않을까? 그럼으로써 환자와 가족들이 이중의 고통을 겪지 않을 수 있을 것이고, 앞으로 계속해서 위중한 환자를 치료해야 하는 의료진이 방어진료를 하지 않도록 함으로써 미래의 진료실을 좀 더 풍요롭게 만들 수 있을 것이다.

고정관념

동일한 질병으로 치료를 받으며 유사한 경과를 거친 경우에도 환자와 가족들이 치료 결과에 대해 가지는 느낌과 반응은 매우 다양하다. 어떤 환자는 치료결과에 만족스러워하며 의료진에게 고마운 마음을 갖는 반면, 어떤 환자는 결과에 대해 불만을 가지고 의료진을 원망하기도 한다. 더욱이, 후자의 경우에는 종종 환자-의사 간 갈등을 겪으며 스스로를 더 심한 고통 속에 빠뜨린다. 매우 안타까운 일이다.

같은 일을 긍정적으로 생각하느냐 부정적으로 생각하느냐에 따라 사람들은 심리적으로 혹은 신체적으로 다른 느낌을 받는다. 고통을 느낄 수도 있고 평안한 감정을 느낄 수도 있다. 느낌의 강도 역시 사고의 틀에 따라 결정될 수 있다. 더욱이, 심각한 질병을 가진 경우나 장기간 질병과 여정을 함께하며 살아가야 하는 경우에는 환자가 어떤 태도로 질병이나 주위 환경을 대하는가에 따라 환자의 마음속에 참을 수 없는 고통이 생기기도 하고 의연함과 평화로움이 싹트기도 한다. 이런 점에서 환자의 마음속에 나타나는 행불행은 오롯이 환자의 선택이라고까지 말할 수 있다.

『김 박사의 공감 클리닉』(2021)에서 김 박사는 만성 B형 간염 환자를 예로 들면서 장기간 만성 질환의 여정을 걷는 환자들이 불필요한 고통을 받지 않기 위해 가져야 할 태도에 대해 설명한다. "누구든지 장기간 치료를 받으면 지칠 수 있습니다. 더욱이 완치되지 않고 철저한 관리를 요구하는 질병을 가진 환자들은 의사에게 그리고 가족들에게 짜증을 낼 수도 있습니다. 스스로 자신이 불행하다고 생각하기도 합니다. 그러면 실제로 많이 불행해집니다. 그러나, 이렇게 생각해 볼 수는 없을까요? '하루 한 알씩 약을 먹고 10년이 넘도록 병이 안정되어 있으니 얼마나 다행스러운 일인가? 10년이 넘도록 더 이상 간이 나빠지지 않고 잘 살 수 있었으니 얼마나 감사한 일인가?' 환자분이 이렇게 생각을 바꾸면 의사, 병원 그리고 가족들에게 감사한 마음을 가지고 즐겁게 살아갈 수 있지 않을까요? 스스로 행복하다고 느끼고 감사한 마음을 가지고 살아 보십시오. 그러면 실제로 몸과 마음이 평안하고 행복해집니다."

갑자기 심각한 질병을 얻은 환자들의 경우에는 **지푸라기라도 잡고 싶은** 심정이 되기 쉽다. 자신의 질병을 가장 잘 해결해 줄 수 있고 자신을 가장 잘 도와줄 수 있는 병원, 의사 그리고 치료법을 찾게 마련이다. 온갖 정보를 총동원해서 어느 병원의 어느 명의(?)를 찾았다고 하자. 그를 만나면 모든 일이 다 해결될 것으로 믿기 쉽고 또 믿고 싶은 마음일 것이다. 벼르고 별러서 최상의 기술을 가진 병원과 명의를 만나게 되고 훌륭한 병원에서 실력 있는(?) 의사를 만나는 순간, 우리는 사실과 동떨어진 지나친 기대를 갖게 되기 쉽다. 이는 병원과 의사를 신뢰하는 것과는 좀 거리가 있다. 지나친 기대는 사실에 근거하지 않은 결과를 바라게 할 것이고 기대하지 않은 결과를 얻었을 때 환자-의사 간 갈등을 초래할 수 있을 것이다.

어려움에 처한 환자들은 마음의 여유가 부족해지기 십상이다. 자신의 질병을 고치고 의학적인 도움으로 일상을 되찾고 싶은 마음 이외에는 다른 고려가 없어지기 쉽다. 누구든지 갑작스럽게 닥친 위기로 인해 두려움에 싸이면 그럴 수 있다. 따라서, 병원에서 의사들의 설명을 들을 경우에도 **듣고 싶은 것만 듣고 보고 싶은 것만 보기** 쉽다. 의사가 사실을 있는 그대로 설명하고 환자가 이해했는지 여부를 확인까지 한다고 해도 환자는 듣기 싫거나 보기 싫은 것들을 흘려 버리는 일이 발생한다. 이를 심리학에서는 '확증 편향 (confirmation bias)'이라고 한다. 이는 누구에게나 어느 정도 존재하는 경향 혹은 오류로서 영국의 심리학자 피터 웨이슨(Peter Wason)이 제시한 개념이다. 이로 인해 인간 관계에서 다양한 오해가 발생할 수 있는데 그 결과는 부정적으로도 긍정적으로도 나타날 수 있다. 확증 편향에 사로 잡힌 환자는 의사가, 병원이 그리고 현대 의학이 반드시 자신을 고쳐줄 것이라고 믿는다. 의사가 그렇게 말했다고 믿는다. 이런 경직된 사고는 끝내 환자-의사 간 갈등을 유발할 수도 있다.

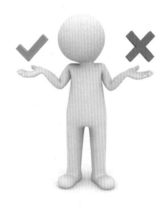

그림 4. 확증 편향

위기에 처한 환자들은 병원에서 의사들의 설명을 들을 때 확증 편향에 사로잡혀 듣고 싶은 것만 듣고 보고 싶은 것만 보기 쉽다. "인간의 지성은, 일단 어떤 의견을 채택한 뒤에는, 모든 얘기를 끌어들여 그 견해를 뒷받침하거나 그 견해에 동의하려 한다. 설사 정반대를 가리키는 중요한 증거가 훨씬 더 많다고 해도 이를 무시하거나 간과하며, 미리 결정한 내용에 죽어라 매달려 이미 내린 결론의 정당성을 지키려 한다." (프란시스 베이컨)

신뢰와 공감 부족

환자가 아무리 긍정적인 생각을 가지고 치료에 임한다고 해도 의료진의 문제나 태도로 인해 환자-의사 간 갈등이 초래될 수 있다.

환자-의사 간 갈등을 예방하기 위해서는 의사의 언행이 진실해야 하고 일관성을 가져야 한다. 의사의 언행이 일관되지 못하거나 환자나 가족들이 보기에 진실하지 않다고 생각되면 끝내 환자-의사 간 갈등이 일어날 수 있다.

의사는 어떤 경우에도 거짓말을 하지 말아야 하고 과장된 언행을 삼가야 한다. 환자에게 심리적인 충격을 주지 않기 위해 필요에 따라 선의의 거짓말이 용인되어야 한다고 주장하는 이들이 없지는 않다. 그러나, 필자는 지난 40여 년간의 임상 경험을 토대로 가능한 한 사실을 있는 그대로 설명하길 권한다. 그것이 궁극적으로 환자-의사 간 갈등을 예방하는 방법일 수 있다고 믿기 때문이다. 물론 설명하는 방법에 대한 고려 혹은 시간적 고려는 필요하지만 말이다. "많은 환자들은 스스로 병에 대해 정확한 설명을 듣기를 원한다. 의사와 가족들이 이를 숨기려 해도 환자들은 이내 자신의 상태가 위중함을 알게 된다. 주위 사람들의 걸음걸이에서, 감출 수 없는 공기의 무게에서 그리고 반복되는 악마의 괴롭힘에서 머지않아 자신이 맞서야 하는 상대를 알아채게 된다. 개인적인 경험에 비추어보면, 덤덤하게 자신의 중한 진단에 대해 의사에게 물어보는 환자들은 이미 어떤 고난도 받아들일 준비가 된 환자들인 경우가 많다. 어떤 결과도 인정하고 스스로 겪어내겠다고 생각하는 환자들이 진실을 있는 그대로 듣고 싶어 하는 것 같다. 따라서, 처음부터 환자들에게 모든 사실을 상세하게 설명하는 것이 과연 바람직한가에 대해서는 이의가 있을 수 있지만, '들을 준비가 된' 환자들에게는 진실을 숨김없이 말해주는 것이 옳을 듯하다. 그렇지 않으면 그들은 의사와 가족들마저 '내 편'이라고 생각하지 않을 수 있다. 자신에게 진실을 숨긴 의사와 가족을 더 이상 믿을 수 없기 때문이다. 어려운 시간이 가까워 올수록 환자는 더욱더 외로워질 것이다. 괴로움에 더해 외로움을 느끼게 될 수 있다. 그렇기 때문에 이들에게 의사와 가족들은 언제나 환자의 손을 따뜻하게 잡아주는 '친구'로 남을 필요가 있다." (『김 박사의 공감 클리닉』, 정영화, 2021)

의료진의 공감 부족이 갈등을 일으키기도 한다. 의료진이 아무리 적절하고 효율적인 일처리로 환자를 열심히 돕고 있더라도 사무적인 태도와 단조롭고 차가운 말투 등으로 환자와 가족들의 마음을 무겁게 만들 수 있다. 바쁜 진료업무 속에서 감정적인 교류를 한다는 것은 말처럼 그렇게 쉬운 일이 아니다. 의료진의 인식 전환이 필요한 일이지만 그 이전에 의료환경의 개선이 선행되어야 할 문제이다. 어떻게 하면 병원과 의료진이 환자들과 좀 더 공감하고 소통할 수 있을까 하는 문제에 대해서는 추후에 좀 더 자세히 다루기로 하자.

가운을 벗은 어느 의사의 변명

옛날에 병원 진료실로 들어서면 가장 먼저 큰 책상이 시선을 가로막았다. 그리고 그 뒤에 흰 가운과 청진기로 무장한 의사 선생님의 근엄한 표정이 우릴 주눅들게 했던 것이 기억난다. 조그맣고 동그란 의자에 앉아 두려움 속에서 그저 눈치만 살피곤 했다. 뒤돌아 생각하면 그토록 자상한 가운 속 의사 선생님이 어린 가슴을 공포로 옥죄었던 것이다.

어린 시절이 생각날 때면 짙은 색깔의 교복과 교모가 먼저 눈앞에 나타나고, 그 속에 보일 듯 말 듯 까까머리 얼굴과 겁먹은 눈망울이 파묻혀 있다. 친구의 모습도 또한 크게 다르지 않다. 모자를 조금 구겨 쓴다든지 저고리 단추를 벌려 놓는다든지 하는 나름대로의 작은 반란이 가끔씩은 우습게 그리고 씁쓸하게 기억되기도 하지만 그건 어느새 지나간 시간의 거리만큼 사소하게 보인다.

빛바랜 흑백사진 속에서 나란히 웃고있는, 그러나 지금은 매일같이 고민하는 일이 너무 달라서 만나도 함께 나눌 이야기를 찾기 힘든, 몰려 다니며 미역감던 얘기를 하다가도 이내 머쓱해 웃고 마는 어릴 적 친구들……

그렇게 사는 모습이 달라진 게 무엇보다 안타깝지만 그보다도 더 억울한 건 우리가 모두 그렇게 하나이길 강요당했다는 사실이다. 조그만 자기 주장에도 크나큰 용기가 필요했고 정숙과 무표정이 점잖음으로 칭찬받던 시절이었다. 말끔한 용모를 위해 달리기를 멈추어야 했고 풀죽은 눈망울을 감추려고 모자를 눌러썼던 색깔 없는 시간들이 더욱더 우리를 슬프게 한다.

지금 의사가 된 내가 진료실에서 가운 입기를 싫어하는 이유는 그 옛날 틀 속에 갇혀 지내던 아픈 기억을 되살리기 싫기 때문이고, 나를 믿고 찾아준 환자와 좀 더 가까이에서 만나 마음속 이야기를 내 방식대로 나누고 싶기 때문이다.

점잖지 못하고 당돌한 자기표현이 반란으로 여겨지지 않았으면 좋겠다. 각기 다른 생각과 표현들이 모두다 선의로 이해되면 좋겠다. 그래서 새 옷을 입을 때마다 언제나 조화롭고 자연스러웠으면 좋겠다.

김 박사의 일기 <진료실 창가>에서:
공감과 존중을 생각하며

의료사고를 줄이려면

김 박사는 40년 넘게 임상의사로 살아 온 것을 매우 뿌듯하게 생각한다. 또한, 그동안 어려운 상황 속에서도 묵묵히 질환과의 여정을 함께해온 환자들을 자랑스럽게 생각하고 그들에게 늘 고마운 마음을 가지고 있다. 받아들이기 힘든 현실 앞에서도 희망을 찾아 고통을 이겨내던 환자, 의연하게 어려움을 순화하며 가족과 친지들에게 오히려 위로의 말을 건네던 환자, 삶의 마지막 순간을 함께해준 의료진에게 진심어린 감사를 표하던 환자들을 기억한다. 그러나, 물론 김 박사의 환자들 중에도 의료진과의 크고 작은 갈등을 겪었던 환자들이 있었다. 갑자기 닥친 시련에 사로잡혀 하염없이 절망하며 치료를 거부하던 환자, 가족과 의료진의 일거수일투족을 불만스럽게 바라보던 환자, 그래서 결국에는 자신에게 닥친 고통보다 더 큰 불행의 늪으로 빠져들었던 환자들을 만났다.

환자와 가족들이 병원과 의료진의 태도나 진료의 결과에 불만을 가지게 되면 스스로 깊은 절망으로 빠지거나 매우 격앙된 분위기가 되기 쉽다. 이런 경우, 전후 사정을 침착하게 살피기보다 병원이나 의료진에게 격렬하게 항의하는 일이 드물지 않다. 특히 환자가 어려운 치료로 고통을 받다가 끝내 사망했다면 환자의 가족들이 겪는 황망함과 안타까움은 이루 헤아릴 수 없을 것이며 이 경우에 병원과 의료진을 원망하는 마음은 어렵지 않게 짐작할 수 있을 것이다. 그동안 의료진이 환자를 위해 애써준 것이나 환자가 혜택을 보아왔던 것들은 잘 기억나지 않고 만족스럽지 않은 눈앞의 결과만이 크게 확대되어 나타날 것이다. 제1장의 사례에서 보듯이, 환자의 가족들은 의료진, 특히 환자에게 고통을 주고 사망에 이르게 했다고 자신들이 믿는 의료진에게 집중적으로 화살을 돌린다.

의료사고 예방

물론 환자-의사 간에 갈등이 생기지 않도록 의료사고를 미연에 예방하는 일이 가장 중요하다. 이를 위해서 병원이나 의료진이 우선적으로 최선의 노력을 다해야 한다. 그러나, 병원은 어쩔 수 없이 몸과 마음이 불편하고 거동이 부자연스러운 환자들이 모여드는 곳이기에 낙상 등의 안전사고 위험이 상존한다. 병원은 환자의 문제를 진단하고 치료하는 장소이기 때문에 그 과정에 오류나 원치 않는 결과가 발생할 가능성을 내포하고 있다. 언제나 의료사고가 발생할 수 있다는 의미이다. 그러므로 병원과 의료진은 의료사고의 발생을 최소화하기 위해 각고의 노력을 경주해야 한다.

병원과 의료진은 최신의 진단방법과 치료기술을 습득하고 숙달하는 데 게을리하지 말아야 한다. 이를 통해 오진의 가능성을 최소화하고 최상의 치료를 시행할 수 있어야 한다. 의료사고를 줄이기 위해서는 약물투여나 처치 등의 진료 과정에 오류가 발생할 가능성을 최소화하는 노력 역시 필수적이다. 혹여 의료사고가 발생한 경우에는 그 사실을 신속하게 병원 당국에 알림으로써, 환자의 피해를 최소화하고 유사한 의료사고의 발생을 예방할 수 있도록 힘써야 한다.

공감능력과 신뢰관계

의료진은 환자의 고통에 공감하고 환자와 가족들로부터 신뢰를 받을 수 있도록 힘써야 한다. 그리고, 환자나 가족들과 마음을 열고 소통할 수 있어야 한다. 이를 위한 구체적인 과제들에 대해서는 다음 장에서 좀 더 자세히 기술하기로 한다.

환자-의사 간 관계가 원활하지 않거나 갈등이 생겼을 경우에 병원이나 의료진이 가장 먼저 생각하고 우선적으로 배려해야 하는 대상은 환자와 가족들이다. 의료진과 병원 모두가 다시 한번 환자 중심적으로 생각하고 판단해야 한다. 병원의 존재 이유가 무엇인지 의료진의 본분이 무엇인지를 먼저 생각해야 한다. 어떤 태도나 조치가 환자와 가족들을 위하는 것인지를 먼저 생각해야 한다. 그리고, 환자와 가족들의 고통에 공감해야 한다. 환자나 가족의 입장이 되어 고통을 함께 느껴야 한다.

제1장의 사례에서 김 박사는 환자를 잃고 울부짖는 가족들의 복잡한 마음을 읽는다. 남편이 김 박사를 향해 던지는 거친 단어 속에 숨겨진 안타까움, 긴 시간 동안 만성 질환을 가지고 어렵게 가족들을 지켜오던 아내를 향한 애틋한 사랑, 이제는 그만 놓아 주어야만 하는 아내의 손으로부터 전해지던 따뜻한 온기, 정말로 믿고 싶지 않은 사랑하는 사람과의 이별이 남편으로 하여금 그토록 몸부림치며 울부짖게 하고 있었다. 딸도 겉으로는 김 박사를 몰아붙이고 있었다. 엄마가 왜 이토록 빨리 돌아가셔야 했는지, 의료진과 병원은 엄마를 살려내기 위해 진정 최선을 다했는지 빠르고 높은 목소리로 묻고 있었다. 작은 움직임도 거부하며 눈물마저 막고 있는 딸과 금세라도 울음을 터뜨릴 것 같은 남동생의 어색한 으름

장까지 모두 이제는 이별해야 하는 가족을 향한 사랑이었다. 그러나, 거칠게 절규했지만, 가족들이 진정 바라는 것은 아마 의료진의 공감이었을 것이다. 그렇기 때문에 가족들은 김 박사의 진실한 위로와 공감을 확인하고는 끝내 울음을 터뜨렸을 것이다.

　물론 환자의 가족들 역시 의학의 한계를 이해하고 어떤 선택이 환자를 위해 최선이었는지를 가장 먼저 생각해야 한다. 병원과 의료진을 신뢰하고 그들의 판단을 존중할 수 있어야 한다. 제1장의 사례에서 홍 아무개 환자와 가족들이 김 박사와 긴 시간 동안 어려운 질환의 여정을 함께해온 것은 김 박사를 신뢰하고 김 박사의 판단을 존중했기 때문이었을 것이다. 환자의 죽음 앞에서 서로 손을 맞잡고 함께 위로를 나눌 수 있었던 것도 역시 오랜 시간 쌓아온 상호 간의 신뢰 덕분이었을 것이다.

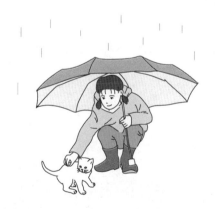

그림 5. 배려
진료실에서 갈등을 예방하고 해결하는 열쇠는 환자와 가족들을 배려하는 의료진의 따뜻한 마음이 아닐까?

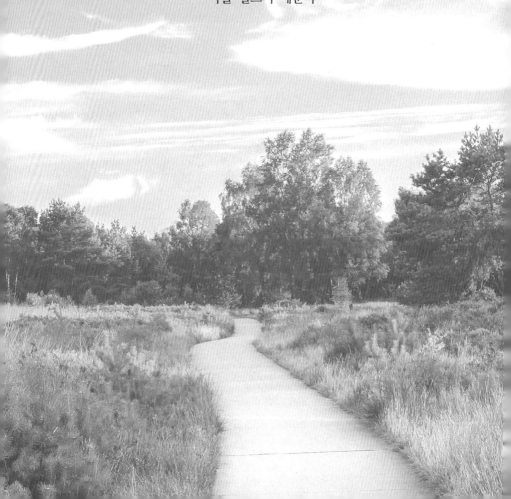

동반자

어제되는 오늘이 아쉬울 텐데
늘어나는 주름이 야속할 텐데
오늘도 당신은
나를 향해 웃고 있다

무심히 내어준 당신의 체온이
수줍게 다가온 당신의 어깨가
오늘도 또 다시
나를 일으켜 세운다

김/박/사/의/공/감/진/료/스/토/리/

CHAPTER
05

어떤 의사를 신뢰할까?

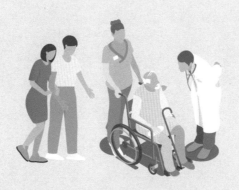

05

어떤 의사를 신뢰할까?

최근 들어 환자와 의사 간의 갈등이 자주 사회적 이슈로 등장하고 있다. 환자들이 의료진에게 폭력을 행사하기도 하고 의사들의 비윤리적 행태에 대한 고발도 끊이지 않고 있다. 환자들은 이제 더 이상 의료진을 믿지 못하겠다고 하고, 의료진은 점점 더 위축되어 방어적인 모습을 보인다. 급기야 '수술실 CCTV 설치 의무화'라는 극약처방을 법제화하겠다고 한다. 참으로 불행한 일이다. 이러한 갈등은 끝내 환자들의 불이익으로 귀결될 것이 뻔하기 때문에 그저 두고 보기만 할 수는 없는 일이다. 또한, 이는 특히 아픈 이들을 이해하고 정성껏 보살피겠다는 좋은 뜻을 품고 훌륭한 의사가 되려고 결심한 의대생들을 주눅들게 하는 일이다.

김 박사는 수술실에 CCTV를 설치하여 수술 장면과 의료진의 행동을 감시하자는 주장에 대해 우려와 함께 해법을 제시한다. "흔한 일은 아닙니다만, 지금까지 진료실이나 수술실에서 바람직하지 않은 일들이 일어났던 것은 사실입니다. 환자나 보호자들이 의료진을 믿지 못하겠다는 것도 어느 정도 이해할 수 있는 측면이 있습니다. 의료윤리적 차원에서 의료진을 교육하고 의료환경을 개선하는 일이 시급하고 우선적일 것입니다. 그러나 좀 더 근본적으로 생각해보면 이는 의료진의 환자에 대한 공감 부족과 환자들의 의료진에 대한 신뢰 부족이 함께 만들어낸 '불행한 사건'입니다. 따라서, 의사-환자 간에 공감과 신뢰를 향상시키는 상호 간의 노력이 이 문제를 근본적으로 해결할 수 있는 핵심이라고 봅니다." (『김 박사의 공감 클리닉』, 정영화, 2021)

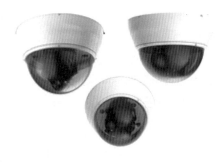

그림 1. CCTV
의료진의 부도덕한 행동을 감시하기 위해 수술실에 CCTV를 설치하자고 한다. 많은 국민들이 이에 동의하고 있으며 이를 법제화하기 위한 움직임이 구체화되고 있다.

위기에 처한 환자들은 자신들의 문제를 해결하는 데 도움을 받기 위하여 병원을 찾는다. 그런데, 어떤 이유에서든지 진료실에서 만난 의사를 신뢰할 수 없고 그의 의견을 존중할 수 없게 된다면,

그것은 환자와 의사 모두에게 매우 불행한 일이다. 환자는 자신의 의학적 문제를 해결하는 데 효율적인 도움을 받을 수 없을 것이고, 긴 시간 동안 애써 준비한 의사의 입장에서도 쓸데없이 시간을 허비한 셈이 되기 때문이다.

환자가 의사와 병원을 신뢰하지 못하는 데에는 무엇보다 의료진과 병원의 책임이 크다. 병원과 의료진은 마땅히 진료를 통해 환자들의 고통을 덜어 주겠다는 의지를 확고히 가지고 있어야 하고 이를 위해 철저히 준비되어 있어야 하기 때문이다. 그러나, 병원과 의료진을 불신하는 잘못된 사회적 인식도 어긋난 환자-의사 관계를 만드는 데 못지않게 기여하고 있다. 또한, 의사와 병원에 대한 환자들의 지나친 기대 역시 의료진에게 신뢰를 보내지 못하는 이유가 될 수 있다.

우선 의료진부터 환자와 보호자들로부터 신뢰를 받을 수 있도록 노력하자고 제안한다. 그런 연후에 환자와 보호자들의 변화를 기대해 보자. 이런 노력들이 쌓이면 끝내 문화와 사회적 인식들이 긍정적으로 변할 수 있지 않을까?

김 박사도 효율적이고 따뜻한 공감 클리닉을 만들기 위해서 의료진의 변화가 우선되어야 한다고 말한다. 그리고 이에 더해 환자와 보호자들의 노력도 절실히 필요하다고 강조한다. "사랑하는 환자분들께 부탁드립니다. 환자분들의 고통과 조급함을 충분히 이해합니다. 서둘러 고통에서 벗어나려는 환자분들의 생각에 임상의사로서 공감합니다. 그리고, 능력 있는 의사가 환자분들을 고통으로부터 서둘러 구출해 주길 바라는 간절함도 이해합니다. 그러나, 많은 질병들은 그렇게 완벽하게 고쳐지지 않습니다. 그리고, 이 세상에 모든 병을 말끔하게 고쳐줄 수 있는 **신통한** 의사는 존재하지 않습니다. 의사는 그렇게 **완벽한** 존재가 아닙니다. 그러나 대부분의 의사들은 자신만의 방식과 속도로 좀 더 **실력 있는** 의사가 되기 위해 열심히 그리고 또 꾸준히 노력하고 있습니다. 그렇게 함으로써, 종국에는 사랑하는 환자들이 겪고있는 **질환과의 여정**에 든든한 동반자가 되려고 애쓰고 있습니다. 환자분들께서 여러분 주위에 있는 이런 의사들을 신뢰하고 그들의 의견을 존중해 주실 수 없을까요? 미국의 유명한 사상가 랄프 왈도 에머슨(Emerson RW, 1803~1882)은 신뢰의 선순환에 대해 말했습니다. '누군가를 신뢰하면 그들도 당신을 진심으로 대할 것이다. 누군가를 훌륭한 사람으로 대하면 그들도 당신에게 훌륭한 모습을 보여줄 것이다.' 이런 명언을 남겼습니다. 여러분께서 의사들을 신뢰해 주시면 의사들이 여러분께 보내는 공감과 사랑을 몸소 느끼실 수 있을 것입니다. 그리고, 우리의 진료실이 보다 더 따뜻하고 아름답게 변할 것입니다." 김 박사가 기회 있을 때마다 환자와 보호자들에게 당부하는 말이다. 아마도 많은 임상의사들의 마음을 대변하는 말일 것이다.

따뜻한 진료실을 만들기 위해서 환자의 의사에 대한 신뢰와 존중이 필수적이지만, '환자가 의사를 신뢰한다'는 의미가 무엇인지에 대해서는 한마디로 정의하기 힘들다. 그러나, 국내에서 이루어진 한 연구가 보여주듯이 '환자가 신뢰하는 의사'라는 말에는 적어도 다음 세 가지의 의미가 담겨 있다고 말할 수 있다.

환자가 신뢰하는 의사는 첫째, 환자의 이야기를 주의 깊게 경청하며 관심을 표현하는 대화 분위기를 조성한다(**소통하는 의사**). 둘째, 환자의 건강을 먼저 생각하고 환자를 이해하려고 하며 환자와 공감한다(공감하는 의사). 셋째, 기술적인 능력을 가지고 있을 뿐만 아니라, 진료와 관련된 검사와 치료 절차에 대하여 솔직하다. 그럼으로써 환자와 협력해 나가려고 노력한다(진실한 의사). (김민정, 의사-환자 관계에서 '환자가 의사를 신뢰한다'의 의미 고찰, 한국콘텐츠학회논문지 17(6):415-423, 2017)

겁주는 의사와 입을 닫은 환자

서 아무개 환자는 속이 더부룩하고 메스꺼워 이른 아침에 잠에서 깼다. 약간 어지러웠지만 벽에 기대어 침실 문을 열고 화장실로 향했다. 그런데, 가는 길에 느닷없이 무언가가 입을 통해 울컥하고 넘어왔다. 선지같이 새빨간 피떡이었다. 어이쿠, 겁이 났다. 하는 수 없이 단잠에 빠져있는 아내를 불렀다. 깜짝 놀란 아내는 두 손으로 허공을 저으며 이내 달려 왔다. 울음 섞인 목소리로 구급차를 불렀고 서둘러 응급실로 향했다. 환자는 몸이 조금씩 더 가라앉는 것을 그리고 아내의 얼굴이 점점 흐려지는 것을 느꼈다. 한편, 아내의 울음소리 옥타브가 점점 더 높아져 간다고 느꼈다.

삐뽀삐뽀 소리가 멈추고 환자를 실은 이송 카트가 응급실로 밀려 들어간다. 간호사가 혈압기를 들고 달려 온다. 젊은 의사가 뒤따른다. 둘 다 몹시 지친 모습이다. 눈꺼풀을 뒤집어보고 혈압을 잰다. 동시에 보호자를 부른다. 접수부터 하라고 한다. 아내가 허둥대며 다시 입구 쪽으로 달린다. 여기저기 시끄러운 소리는 들리는데 무슨 말인지 도통 모르겠다. 간호사가 무얼 묻는데 대답할 수가 없다. 대체 무슨 말인지 알아들을 수가 없거니와 점점 정신이 달아나고 있었기 때문이다.

아내가 도착한 후에야 뭔가 진행되는 것 같다. 내가 누군지 과거에 무슨 병을 앓았는지 파악한 모양이다. 아내에게 몇 마디 묻는 소리가 들린다. 주사바늘이 팔뚝을 뚫고 뻣뻣한 무언가가 콧속을 통과하는 것이 느껴진다. 꼼짝없이 당할 수밖에 별다른 방법이 없다. 의료진 간에 큰 소리가 오간 후에 시원한 무언가가 몸 속 깊이 들어온다. 눈이 떠지지 않아 그저 느낄 수밖에 없다.

아내가 의사에게 불려 어디론가 멀어진다. 아내는 두려움에 가슴을 움츠리고 있다. 응급실에서 서 아무개 환자를 담당하게 된 의사는 내과 레지던트 1년차 채 선생이다. 채 선생은 동기들 중에서도 임상능력이 우수하고 환자를 대하는 태도 역시 훌륭하다고 평가받고 있는 전공의다. 그런데 지금 그가 환자를 치료하는 손놀림은 예전과 다르다. 질서정연하거나 확신에 찬 모습이 아니다. 좀 이상하다.

어제 채 선생은 충격적인 일을 목격했다. 의사면허증을 받은 지 1년을 겨우 넘긴 채 선생에게 이 일을 계속하는 것이 과연 옳은 일인지 그게 가능한 일인지 고민하게 만드는 사건이었다. 채 선생은 어제 아침 상쾌한 기분으로 출근했다. 주말 동안 반가운 가족들을 만나고 에너지를 재충전해 어느 때보다 더 가벼운 마음으로 출근했다. '봉사'를 되뇌며 기꺼이 고된 응급실 일을 감당하리라 마음먹고 출근했다. 그런데, 응급실 출입문 밖까지 풍기는 싸늘한 분위기…… 아니나 다를까? 유리문 너머 복도 벽에 친한 친구 고 선생이 몰려있는 게 아닌가? 험한 얼굴의 서너 명 어깨들에게 둘러싸여 고개를 돌리고 있는 게 아닌가? 안절부절못하는 간호사들의 분주함이 왜 그리 애처로웠는지? 흔한 일은 아니지만 이런 일을 보고 겪을 때마다 응급실에서 일하는 의료진의 마음은 매우 복잡해진다.

채 선생은 서 아무개 환자 아내의 눈을 쳐다보지도 않은 채 말을 꺼낸다. 두려워하는 아내보다 더 겁먹은 표정이다. 손이 약간 떨리고 이마에는 땀방울이 송골송골하다. "서 아무개 환자 보호자시지요? 저는 담당의사 내과 레지던트 1년차 채××입니다. 이른 아침에 많이 놀라셨겠습니다. 환자분의 과거 기록을 모두 검토하고 오늘 아침 상태를 종합한 결과, 잘 알고 계시는 대로 환자분께서는 간경변증을 앓고 계시고 오늘 아침에 위장관 출혈이 발생한 것으로 보입니다. 위장관 출혈의 원인은 정맥류 파열이나 위-십이지장 궤양 출혈의 가능성이 높습니다. 앞으로 정확한 진단을 위해 서둘러 검사를 진행할 계획입니다. 그런데 병원에 도착하기 이전에 이미 많은 양의 출혈을 하셔서 지금 빈혈이 매우 심하고 그 결과 혈압이 낮아진 쇼크 상태에 빠져 있습니다. 이런 상태가 계속되면 의식을 잃게 될 수도 있고 이대로 사망할 수도 있습니다. 물론 서둘러 지혈을 시도하고 쇼크에서 벗어날 수 있도록 수혈을 포함한 최선의 치료를 다할 것입니다만, 그 결과를 장담할 수는 없습니다. 다른 가족들에게도 이런 사실을 알리시고 최악의 경우에 대비하셔야 합니다."

다리에 힘이 빠진 아내는 그저 눈물만 흘릴 뿐 아무런 대꾸를 할 수가 없다. 무얼 물어보아야 하는지 무슨 부탁을 해야 하는지 도무지 생각나지 않는다. 채 선생의 말투도 따뜻한 것 같고 설명도 자세하고 친절한 것 같은데 그래도 뭔가 섭섭하다. '우리 편'이 아닌 듯싶다. 그리고 무섭다. 환자의 상태를 받아들이기가 무섭고, 의사에게 뭔가 부탁하기가 무섭다. 이제부터 어떻게 하는 게 최선인지 판단하기 힘들다. 병원과 의료진을 믿고 의지해야 하는데 도무지 신뢰가 가지 않는다. 의료진이 환자를 위해 최선을 다해줄지 걱정이 앞선다. 그렇다고 이렇게 중한 환자를 데리고 다른 병원과 의료진을 찾아 나서려 하니 그것 또한 엄두가 나지 않는다. 그렇다고 섣불리 무슨 말을 했다간 환자에게 불이익이 돌아올까 그것마저 두렵다. 그렇다면 차라리 병원과 의료진의 처분만 바라고 이대로 있어야 하나? 할 말을 잊은 아내는 남편 곁으로 돌아와 그의 손을 잡아주는 일 이외에 다른 방도를 찾을 수가 없다.

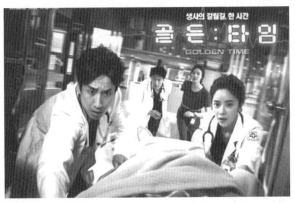

그림 2. 인기리에 방영된 <골든 타임>(MBC)의 응급실 장면
대형병원 응급실에는 생사의 갈림길에 선 수많은 환자들이 몰려든다. 이런 상황에서 의료진들은 방어적인 태도를 보이기 쉽고 환자와 가족들은 주눅들기 십상이다.

의사들은 특히 위중한 환자를 만났을 때 방어적인 모습을 보이기 쉽다. 환자나 가족들에게 환자가 가지고 있는 문제의 심각성에 대해 있는 그대로 설명하고 앞으로의 치료 계획에 대해 마음을 열고 대화해야 하지만, 환자의 문제가 중하고 어려울수록 환자나 보호자들과 허심탄회하게 의논하는 데 주저하기도 한다. 특히, 병원과 의료진에 대한 불신이나 폭력을 목격하거나 경험한 의료진은 더욱더 방어적인 태도를 보이기 쉽다. 진료의 정당성을 입증하기 위한 검사와 처치들을 우선적으로 시행할 가능성이 높고, 불필요한 검사와 시술들을 행하는 과잉진료의 유혹을 받기 쉬울 것이며, 환자에게 유익한 검사나 치료라도 그것들이 위험을 내포하고 있다면 환자에게 권하거나 시행하는 데 주저할 수 있을 것이다. 또한, 진료에 방어적인 태도를 취하는 의료진은 치료결과에 대해 그리고 환자의 미래에 대해 부정적으로 생각하는 경향이 있다. 의료진이 환자의 치료경과나 미래에 대해 부정적으로 생각하면, 환자에게 최선의 치료대책을 제시하는 데 적극적이기 어렵다. 치료의 결과가 좋지 못했을 때 감당해야 하는 환자와 가족들의 불만과 항의가 두렵기 때문에 이런 가능성을 미리 피해버리고 싶은 마음이 커진다. 그 결과, 환자와 가족들에게 희망을 주면서 '어렵더라도 함께 헤쳐 나가 보자'고 격려하기보다, 상태의 위중함과 치료의 어려움을 강조하며 설명함으로써 환자와 보호자들로 하여금 공포와 절망의 늪에 빠지도록 만들 수도 있다. 이럴 때 겁먹은 환자와 가족들은 끝내 입을 닫고 눈물만 흘리게 될지도 모른다. 이와 같은 악순환은 궁극적으로 환자에게 불이익으로 돌아가게 되고 환자의 고통을 배가하는 결과를 초래할 수밖에 없다. 과연 우리가 이러한 현실을 외면하고 있어도 좋은 것인가? 아픈 상처를 숨겨둔 채 그저 진통제만 찾아도 되는 것인가?

이런 악순환의 고리를 끊기 위해서는 의사-환자 간 신뢰관계를 공고히 구축하여 상호 간에 원활한 소통이 가능하도록 하는 일이 무엇보다 중요하다. 그리고, 원활한 소통을 통해 최상의 치료 효과를 얻기 위해서는 환자와 가족들이 병원과 의료진을 신뢰하고 그들의 결정을 존중해야 한다. 그래서 의료법 시행규칙에 이를 환자들이 지켜야 할 의무조항으로 명시하고 있다. "환자는 자신의 건강관련 정보를 의료인에게 정확히 알리고, 의료인의 치료계획을 신뢰하고 존중하여야 한다."(의료법 시행규칙 제1조의3, 별표1) 환자가 의료인에게 자신의 정보를 정확하게 알려주는 것과 의료인의 치료계획을 믿고 존중해주는 것, 이 두 가지는 의사들이 소신껏 환자 중심의 임상적 판단을 내릴 수 있게 할 뿐만 아니라, 종국에는 환자에게 최상의 이익이 돌아가도록 하는 데에 핵심적인 요소이기 때문이다.

의사와 환자 간의 믿음과 신뢰는 '닭과 달걀'의 문제처럼 누가 먼저 변화해야 하는지에 대해 말하기 어렵다. 하지만 필자는 이러한 문화를 만들어 공감진료를 실천하기 위해 병원과 의료진이 먼저 나서자고 제안하고 싶다. 환자와 보호자들에게 의료진과 병원을 신뢰하고 존중해달라고 부탁하기에 앞서, 의료진이 먼저 그들로부터 신뢰받는 길을 찾아보자고 말하고 싶다. 그렇게 함으로써 자연스럽게 환자들로 하여금 병원과 의료진을 신뢰하고 존중하도록 이끌어갈 수 있을 것이다.

진실한 의사

임상의사의 말과 행동은 진실해야 한다. 추호의 과장이나 거짓이 숨겨져 있어서는 안 된다. 비록 선의의 거짓말일지라도 그것이 의사-환자 간의 믿음을 해치는 수준이어서는 안 된다. 김 박사는 학생과 전공의들에게 강조한다. "환자에게 아무리 어렵고 위중한 상황을 설명해야 하는 경우에도 의사의 말과 행동은 진실해야 합니다."

김 박사의 머릿속에 이십 년도 훨씬 더 지났을 적 기억이 되살아난다. 임상의사의 본분과 역할을 상기시켜 준 값진 경험이다.

강 아무개 환자는 만성 B형 간염 환자였다. 몇 달 동안의 혈액검사 결과 간염 수치가 지속적으로 많이 높아져 있었다. 쉽게 피로하고 소변 색도 좀 진해진 것 같다고 했다. 김 박사는 그에게 항바이러스제를 사용해야 할지 여부를 고민했다. 당시는 항바이러스제로서 인터페론 주사를 투여하던 때다. 인터페론은 많은 비용과 부작용을 감수해야 하는 주사약이기 때문에, 항바이러스요법을 시행할 것인지에 대해 신중히 결정해야 했다. 증상과 혈액검사 결과는 물론 간조직 생검을 시행하여 그 결과에 따라 치료방침을 결정하였다. 간조직 생검은 간조직 내 염증과 간세포 괴사의 정도 그리고 간섬유화 정도를 직접적으로 확인하는 데 매우 유용한 검사이다. 그러나 국소마취 후에 굵은 주사바늘을 통해 간조직을 떼어내야 하기 때문에 어느 정도의 고통과 위험을 안고 있는 검사이다. 따라서, 환자는 물론 의사들도 가능한 한 피하고 싶은 검사이다.

김 박사는 고민 끝에 강 아무개 환자에게 권했다. "환자분, 지금까지 경과를 보면 현재 환자분의 악화된 간염은 B형 간염바이러스의 활동성 때문일 가능성이 높습니다. 만약 그것이 사실이고 그 정도가 지금 혈액검사에 나타난 수준으로 심하다면 인터페론을 이용한 항바이러스요법이 필요합니다. 이는 매우 중요한 결정이니까 우선 입원해서 간조직검사로 확진한 다음에 치료가 꼭 필요한지 여부를 결정하도록 합시다." 환자는 일단 입원하여 간조직검사를 시행하기로 하였다.

환자가 입원한 다음날 김 박사가 직접 간조직검사를 시행하였다. 김 박사는 능숙하게 시술을 마쳤다. 아무 문제가 없었다. 환자를 안정시킨 후 김 박사는 자리를 떴다. 십수 년 동안 능숙하게 간조직검사를 시행해오는 김 박사도 안전하게 시술을 마쳤다는 사실이 감사했다. 의사들이 시행하는 모든 시술은 항상 원하지 않는 결과를 동반할 수 있기 때문이다. 커피잔을 움켜쥔 김 박사의 두 손이 편안한 것을 보면 이번 시술은 김 박사에게도 만족스러웠던가 보다.

김 박사가 컴퓨터에 정신을 빼앗긴 지 서너 시간쯤 지나서였다. 전화벨이 요란스럽게 울린다. 다급한 목소리가 들린다. 병동 황 수간호사다. "교수님, 큰일 났습니다. 아니 죄송합니다." 심성이 곱고 차분한 수간호사의 목소리가 떨리고 있다. 김 박사는 무슨 일이 일어났구나 직감하며 분위기를 가라 앉힌다. "무슨 일이십니까? 수간호사. 침착하게 천천히 말해 보세요.""교수님, 정말 죄송합니다. 저희 간호조무사가 간조직 표본을 병리과로 전달하는 과정에서 그만 샘플을 분실하고 말았습니다. 여기저기 열심히 찾아보았는데 도무지 찾을 수가 없습니다. 이걸 어떻게 하면 좋을지 모르겠습니다. 교수님, 정말 죄송합니다." 김 박사 역시 몹시 당황스럽다. 지금까지 이렇게 황당한 일은 처음이다. 잠시 생각을 정돈한 김 박사는 수화기에 대고 말을 잇는다. "수간호사, 우선 제게 상황을 빨리 알려주어서 고맙습니다. 제가 지금 병동으로 갈 테니 그때까지 간호사들을 진정시키고 기다려 주십시오."

김 박사는 무언가 결심한 듯 천천히 걸음을 옮긴다. 기다리고 있던 수간호사와 함께 강 아무개 환자의 병실로 향한다. 이제 겨우 자세가 자유로워진 환자가 반갑게 김 박사를 맞는다. 김 박사는 조직검사한 자리를 살피며 얘기한다. "환자분, 불편한 데는 없습니까? 어려운 검사인데 잘 협조해 주셔서 고맙습니다." 그리고, 잠시 자세를 고친 후 말을 잇는다. "그런데, 어려운 말씀을 드리려고 왔습니다. 환자분께서는 조금 전에 힘든 검사를 하셨습니다. 간조직검사는 누구든지 하기 싫은 검사입니다. 꼭 필요하니까 참고하는 검사지요. 의사들도 꼭 필요한 환자들에게만 권합니다. 그런데, 어렵게 얻은 간조직 샘플을 저희 부주의로 잃어버렸습니다. 변명의 여지 없이 저희 잘못입니다. 죄송합니다." 김 박사는 환자의 눈을 응시한 채 말한다. "그리고 이 병원에서 환자분과 관련하여 일어난 모든 과실은 최종적으로 주치의인 제 책임입니다. 이 일에 대해서도 제 책임이 제일 큽니다. 원하시면 언제든지 제게 책임을 물으십시오. 제가 그 책임을 회피하지는 않겠습니다. 그런데, 환자분의 진료를 책임진 주치의로서, 저는 무엇보다 환자분의 진료가 차질없이 진행되는 것이 가장 중요하다고 생각합니다. 이제 갓 회복하신 환자분께 말씀드리기 어려운 얘기지만, 간조직 생검을 다시 한 번 더 했으면 합니다. 동의해 주시면 고맙겠습니다. 부탁드립니다." 환자는 잠깐 눈을 질끈 감더니 대답한다. "네, 교수님, 잘 알겠습니다. 검사할 때 그렇게 불편하지 않았습니다. 교수님께서

하라고 하시면 말씀하신 대로 그렇게 하겠습니다." 고맙게도 그는 김 박사의 눈을 마주보며 웃는다. 김 박사는 가슴이 벅차오름을 느낀다.

진실은 통한다. 누가 누구의 편인지 이내 알게 된다. 누가 누구를 위해 말하고 행동하는지는 쉽게 드러나게 마련이다. 거짓으로 잠시 잠깐 책임을 모면하려 해도 그건 끝내 스스로를 묶어 버리는 일이 되고 만다. 특히 의사들이 이와 같은 잘못된 선택을 한다면 끝내 환자들과 도저히 회복할 수 없는 불신의 관계를 맺게 될 것이다.

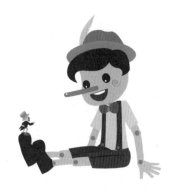

그림 3. 피노키오
거짓말을 하면 코가 길어지는 피노키오처럼, 의료진이 혹시라도 잠깐의 유혹 때문에 거짓으로 책임을 모면하려 한다면 점점 더 불신의 늪에 빠져들게 될 것이다.

특히 위중한 환자를 만났을 때 그리고 위급한 상황에 접했을 때 의사들은 모든 사실을 있는 그대로 환자와 가족들에게 말하기가 쉽지 않다. 소위 '선의의 거짓'에 유혹되기 쉽다.

김 박사가 오후 외래 진료를 마치고 책상을 정리한다. 그때 신사 한 분이 진료실로 들어왔다. 이마에 근심이 가득했다. 손에는 서류와 함께 엑스레이 봉투가 쥐어져 있었다. 조심스레 말을 꺼낸다. 어느새 눈가엔 물기가 비친다. "교수님, 제가 환자가 아닙니다. 제 아버님 문제로 의논드리려고 왔습니다. 아버님께서 엊그제 간암으로 진단받으셨습니다. 이젠 좀 편안하게 모실 수 있을까 했는데……" 신사는 어깨마저 늘어뜨린다. "제게 가장 큰 걱정은 이병을 사실대로 아버님께 말씀드렸을 때 아버님께서 받으실 충격입니다. 지레 치료를 포기하실까 두렵습니다. 원래 깔끔한 성격이시니 이는 불 보듯 뻔한 일일 겁니다. 교수님, 아버님의 병을 아버님께 감추어 주실 수 없겠습니까?"

난감한 부탁이다. 아드님의 걱정은 이해되지만 환자의 치료 역시 중요하다. 사실을 감추기만 할 수 없는 이유다. 김 박사는 우선 아버님을 진료실로 모시도록 권했다. 상태를 정확히 살핀 연후에 다시 의논하자고 했다. 환자 입장에서 최선의 선택이 무엇인지 함께 살피자고 했다.

김 박사는 지금 '선의의 거짓'에 유혹받고 있다. 그러나 그것이 진정 환자를 위한 일인지 확신이 없다. 오히려 진실을 말해주는 편이 환자를 위한 일이라고 늘 생각하고 있었기 때문이다. 김 박사는 임상의사가 항상 진실해야 하는 이유와 위중한 상황에 처한 환자에게 설명하는 방법에 대해 일관되게 말한다. "개인적인 경험에 비추어보면, 덤덤하게 자신의 중한 진단에 대해 의사에게 물어보는 환자들은 이미 어떤 고난도 받아들일 준비가 된 환자들인 경우가 많습니다. 어떤 결과도 인정하고 스스로 겪어내겠다고 생각하는 환자들이 진실을 있는 그대로 듣고 싶어 하는 것 같습니다. 따라서, 처음부터 환자들에게 모든 사실들을 상세하게 설명하는 것이 과연 바람직한가에 대해서는 이의가 있을 수 있지만, '들을 준비가 된' 환자들에게는 진실을 숨김없이 말해주는 것이 옳을 듯합니다. 그렇지 않으면 그들은 의사와 가족들마저 '내 편'이라고 생각하지 않을 수 있습니다. 자신에게 진실을 숨긴 의사와 가족을 더 이상 믿을 수 없기 때문입니다."

진실은 일관성과 일맥상통한다. 그리고, 일관성을 유지하는 일은 신뢰를 얻는 지름길이다. 원칙 없이 상황에 따라 말과 태도를 바꾸는 일은 우리의 일상사에서도 몹시 경계해야 할 일이다. 부모로서, 교육자로서 혹은 지도자로서 신뢰를 받기 위해서는 말과 행동의 일관성이 선행되어야 한다. 오랫동안 부모를 자랑스러워 하던 아들이 아버지의 일관성 없는 말 한마디에 더 이상 아버지를 믿을 수 없다고 생각하며 갈등하는 장면을 우리는 주위에서 드물지 않게 목격한다. 일관성 없는 태도로 인해 학생으로부터 신뢰를 잃어 더 이상 교육을 실천할 수 없게 된 교사들의 이야기도 드물지 않다. 말과 태도를 수시로 바꾸는 지도자들이 구성원들로부터 신뢰를 잃고 지탄을 받는 일들 역시 우리 주위에 적지 않다.

임상의사들이 환자와 보호자들로부터 신뢰를 얻기 위해서는 일관성 있는 언행이 필수적이다. 의료인이 유불리나 편의에 따라 태도나 의견을 달리한다면 어느 누가 그를 믿고 그의 결정이나 의견을 따를 수 있겠는가?

공감하는 의사

의사가 환자와 환자의 가족들로부터 신뢰를 받기 위해서는 우선적으로 환자의 고통에 공감해야 한다. 일단 환자가 담당의사를 '내 편'이라고 생각하면, 환자는 의사가 내미는 손을 잡게 마련이다. 병원과 의료진 그리고 자신에게 행해지는 진료를 신뢰하고 고마운 생각을 가지면, 의사의 위로에 힘입어 약물의 도움 없이도 단잠을 이룰 수도 있으며 종국에는 평화로운 마지막을 기꺼운 마음으로 맞이할 수 있는 힘도 가질 수 있다. 공감은 연민과 크게 다르다. 연민이 환자를 불쌍히 여기는 것이라면 공감은 환자의 고통을 함께 느끼고 이해하는 것이다. 연민과 공감의 차이에 대해서는 다음 장에서 좀 더 구체적으로 고찰하고자 한다.

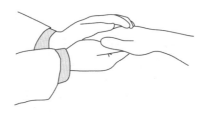

그림 4. 공감하는 의사
의사가 환자와 환자의 가족들로부터 신뢰를 받기 위해서는 환자의 고통에 공감해야 한다. 환자의 고통을 함께 느끼고 이해해야 한다.

제1장의 예로 돌아가 보자. 김 박사는 홍 아무개 환자의 처지를 동정하지 않았다. 그녀가 만성 B형 간염 환자로서 평생토록 관리하며 살아야 한다는 사실, 간경변증과 간암의 발생 위험이 높다는

사실을 숨기거나 안됐다고 생각하지 않았다. 그녀가 가지고 있는 질병을 환자에게 정확히 이해시키고 그녀가 걷는 질환과의 여정에 기꺼이 동반자가 되겠노라 다짐하고 약속하였다. 그녀가 겪는 아픔을 함께 느끼며 그녀가 가질 수 있는 최선의 선택을 전문가로서 권하겠다고 다짐했다. 그녀의 손을 잡고 가능한 한 가장 평탄한 길로 그녀를 안내하겠노라 다짐했다. 전문가로서 김 박사가 환자와 공감하는 마음은 환자로 하여금 그를 신뢰하고 그의 결정을 존중할 수 있도록 만들었고, 결과적으로 환자를 평온하게 만들었다.

환자가 마지막을 맞았을 때에도, 김 박사는 환자와 가족들의 고통과 불행을 자신의 것으로 느꼈다. 환자가 겪었을 고통에 진심으로 아파하고, 불시에 사랑하는 가족을 잃은 가족들이 겪고 있는 상실감과 아픔을 함께 느끼고 위로하는 일에 최선을 다했다. 자신들이 처한 현실이 너무 아파서 의료진에게 그 책임을 돌리고 싶어 하는 가족들에게 김 박사는 모든 책임을 자신에게 물으라고 한다. 이런 김 박사의 태도는 가족들로 하여금 김 박사 역시 사랑하는 환자를 잃은 아픔을 함께 느끼고 있다는 사실을 깨달을 수 있도록 하였다. 그리고, 김 박사가 '우리 편'이라고 생각한 가족들은 사랑하는 이를 잃은 슬픔을 진심으로 위로받았다고 생각했을 것이다.

위기에 처한 환자와 가족들에게 '내 편'인 의사는 크나큰 의지가 된다. 담당의사가 '내 편'이라고 느끼는 순간 환자와 가족들은 그를 신뢰하고 의지하게 된다. 그러므로, 의료진은 환자와 가족들로부터 신뢰를 받기 위해서 환자와 환자가 처한 상황을 단지 동정하기보다 환자의 아픔을 함께 느끼고 그가 겪고 있는 고통스러운 여정에 동반자가 되어야 한다. 일단 환자와 가족들이 의료진의 진심과 공감을 인정하게 되면 그들은 의료진에게 무한한 신뢰와 존중을 보낼 것이다. 제1장의 홍 아무개 환자의 가족들처럼.

신뢰는 일방적이 아니라 양방향적이다. 의사가 환자와 가족들을 신뢰하고 존중해야 그들로부터 신뢰와 존중을 받을 수 있다. 누군가는 또 이렇게 말했다. 아무도 신뢰하지 않는 사람은 누구로부터도 신뢰받을 수 없다고. 진료실에서 의사는 전문적인 지식에 기대어 환자에게 일방적으로 지시하고 교육하는 입장이 되기가 쉽다. 환자에게 의견을 물어보거나 격려하는 일에 인색하기 쉽다. 물론 의사가 환자에게 앞으로 해야 할 혹은 지켜야 할 사항들을 지시하거나 교육하는 일은 그것이 환자를 위한 것이라는 판단을 했기 때문이다. 즉, 의학적인 판단에 근거하여 환자의 건강과 이익을 위해 취하는 행동일 가능성이 높다. 그러나, 아무리 환자에게 도움이 되는 조치라 해도 환자가 이를 이해하고 동의하지 않으면 실행되지 않을 것이고, 결국에는 의사의 선의가 아무런 영향을 미치지 못할 수도 있다. 따라서, 임상의사는 환자를 위한 최상의 선택과 결정을 한 후에 이를 실천하기 위하여 환자를 설득하는 일에도 최선의 노력을 기울여야 한다. 끝내 환자로부터 신뢰를 받고 그를 설득하기 위해서는 의사가 환자를 신뢰해야 한다. 환자가 의사와 함께 고민한 끝에 내린 최상의 결정을 이해하고 존중할 것이라고, 난관이 있더라도 현명하게 실천하며 최상의 치료 성과를 기대할 것이라고, 앞으로 치료 경과 중에 일어나는 대소사를 의사와 허심탄회하게 의논할 것이라고 믿고 환자를 신뢰해야 한다. 동시에 의사가 환자를 신뢰하고 있다는 사실을 환자 스스로 느끼도록 할 필요도 있다.

김 박사는 외래진료를 시작하기 전에 언제나 두 손을 모은다. 오늘도 사랑하는 환자들을 다시 만날 수 있음에 우선 감사한다. 비록 환자들의 고통을 완전히 해결해 주지 못할지라도 그들의 힘든 여정 내내 그들과 함께 걸으며 잠시나마 어깨를 빌려줄 수 있음에 또한 감사한다. 그리고 다짐한다. 위임된 역할 내에서 힘써 환자들을 돌보자고, 그 일에는 절대로 게으르지 말자고 다짐한다. 환자들의 치료자가 아니라 그들과 함께하는 돌보미들의 선봉이 되자고 마음먹는다.

진료실에서 김 박사가 만나는 환자들은 대부분 오랫동안 김 박사와 질환의 여정을 함께해 왔다. 그리고 많은 환자들의 사연은 몹시 무겁다. 그렇기에 환자들이 한 사람씩 진료실로 들어설 때마다 김 박사 역시 긴장할 수밖에 없다. 아무리 대기시간이 길어져도 정성껏 눈맞춤을 하려고 노력한다. 환자들의 느린 몸동작을 기다려주고 그들이 내면 깊숙이 숨겨왔던 이야기들을 들어주기 위해 가능한 한 자세를 누그러뜨리려 애쓴다. 그럼에도 불구하고 김 박사의 마음이 언제나 편한 것은 아니다. 자신의 부족함이 그리고 현대의학의 한계가 야속할 때가 많다. 그럴 때면 김 박사는 긴 한숨을 쉰다. 그리고, 환자가 진료실 문을 나간 후에 맹물 한 모금으로 마른 입을 적신다.

한결같이 김 박사 옆에서 진료를 거드는 최 간호사가 힘든 상황에 처한 환자를 진료한 후 마음을 추스르고 있는 김 박사를 위로한다. "교수님, 너무 힘들어하지 마십시오. 제가 옆에서 뵙기에 교수님께서는 최선을 다하고 계신 것 같습니다. 그리고, 환자와 가족들도 지금까지의 경과에 감사해하고 앞으로도 교수님께서 말씀하신 대로 열심히 치료받으려고 하는 것 같습니다. 그런데, 제가 한 가지 여쭤봐도 괜찮겠습니까?" 김 박사가 고개를 돌리며 말한다. "최 간호사, 물론입니다. 무슨 얘긴데요?" "교수님, 교수님께서는 임상 경험도 많으시고 이 분야에서는 누구 못지않게 실력을 인정받고 계신 분인데, 제가 보기에 교수님께서는 환자들에게 확신에 찬 말씀을 아끼시는 것 같습니다. 무슨 이유가 있는 건지요?" 김 박사는 핵심을 찔린 듯한 얼굴을 하며 잠깐 동안 생각에 잠긴다.

김 박사가 전문의가 되어 대형병원에서 전임강사로 발령을 받은 후 얼마 지나지 않은 때였다. 자신의 몸을 돌볼 겨를도 없이 정열적으로 환자를 진료하던 시절이었다. 대부분의 환자와 보호자들이 고마워했고 처음에는 김 박사 스스로도 진료 성과에 뿌듯해했다. 그런데 시간이 흐를수록 김 박사는 몰려드는 자괴감으로부터 벗어나기가 힘들었다. 김 박사는 임상의사로서 최선을 다해 열심히 일했지만, 대부분 환자들의 문제는 약간 개선되거나 오히려 악화되기도 했다. 의사로서의 역할에 회의가 들었다. 그리고, 그런 생각이 밀려올 때마다 진료하기 싫다는 생각이 들기도 하고 점점 환자 돌보기를 소홀히하게 되었다. 김 박사는 조용히 지난 시간을 되돌아보고 좀 더 깊이 공부하면서 생각을 넓혔다. 그리고, 이런 자괴감과 우울증이 자신의 욕심에서 시작되었다는 사실을 깨닫게 된다. 세상 모든 이들의 고통을 김 박사 자신이 모두 감당하겠다는 욕심, 의학이 환자의 문제를 완전하게 **해결**할 수 있으리라는 잘못된 믿음 그리고 모든 환자와 보호자들을 만족시키겠다는 자만심이 스스로를 묶어버렸다는 사실을 깨닫는다. 그리고, 이런 자만심이 종국에는 임상의사로서 자신이 환자들에게 해줄 수 있는 일들을 게을리하게 만들고 진료실에서 최선을 다할 수 없게 만든다는 사실도 알게 된다. 그 후로 김 박사는 **준비된** 임상의사로서 자신에게 전문적인 도움을 **청하는 자신의** 환자들을 **돌보는** 일에만 최선을 다하기로 결심한다. 이것이 임상의사로서 오랫동안 환자들을 도와줄 수 있는 비결이라고 생각하기에 이른다. 특히 치료자가 아니라 돌보미의 역할에 충실하기로 마음먹는다. 그것이 진정 임상의사의 위치라고 생각을 굳힌다.

김 박사는 최 간호사의 얼굴을 보며 입을 연다. "최 간호사, 우리 외래에 오시는 환자들을 생각해 봅시다. 완전히 치료가 되는 분들은 극소수입니다. 대부분의 환자들은 더 이상 질병이 진행되지 않도록 관리하고 계십니다. 우리들은 환자분들에게 합병증이 발생하지 않도록 예방하고 합병증이 발생하더라도 가능한 한 조기에 발견해서 그분들이 고비를 잘 넘기도록 도와드리고 있습니다. 그리고, 간암같이 위중한 합병증이 발생하면 최대한 시간을 벌어드리는 것이 우리가 할 수 있는 최선일 수도 있습니다." 김 박사는 잠시 뜸을 들인다. "사실이 이럴진대 우리 의료진이 혹은 우리 병원이 환자의 질병을 고쳐드리겠다고 말하는 것은 지나친 일이 아닐까요? 고통받는 환자를 최선을 다해 돌봐드리는 것이 우리 의료진과 우리 병원의 임무가 아닐까요? 환자들의 힘든 여정에 따뜻한 동반자가 되어드리는 것이 우리의 책임이 아닐까요? 그것도 환자가 우리를 믿고 도움을 청할 때 말입니다." 최 간호사가 고개를 끄덕인다. 김 박사도 잠시 목을 축인다.

내친 김에 최 간호사는 김 박사에게 한 가지 질문을 덧붙인다. "교수님, 한 가지만 더 여쭙겠습니다. 교수님께서는 가다가다 시골

아저씨 같은 말투를 쓰시는데요. 그리고 어떤 때는 사투리를 섞어 쓰기도 하시는데요. 사실 저도 그 이유를 이해하지 못하는 경우가 종종 있습니다. 무슨 뜻이 있어서 그러시는지요?" 김 박사는 허허 웃는다. 그리고 컴퓨터 화면을 쳐다보며 말한다. "뭐 특별한 뜻이 있다기보다 최 간호사가 알다시피 내가 사실 촌놈이지 않습니까? 시골 말투가 편하니까 그런 말투를 쓰는 거겠지요." 김 박사는 다시 최 간호사 쪽을 향해 몸을 돌리며 말한다. "그런데 최 간호사, 우리 한번 입장을 바꿔 생각해 봅시다. 멀리 시골에서 자신이 가지고 있는 어려운 문제를 의논하려고 서너 시간 차를 타고 달려온 노인분을 생각해 봅시다. 우리 병원에 그런 분들이 종종 오시지 않습니까? 서울의 큰 병원 건물과 가운의 권위에 주눅든 환자분의 마음이 얼마나 무겁겠습니까? 바쁜 의료진이 자신의 어려운 부탁을 잘 들어줄지 얼마나 걱정이 되시겠습니까? 권위 있는 박사님이 과연 자신의 말을 고분고분 들어줄지 큰 걱정이실 겁니다. 떨어지지 않는 입을 겨우 열어 말을 했는데 연습한 서울말은 어디 가고 고향 말이 불쑥 튀어나오니 얼마나 당황스러우시겠습니까? 이때 제가 어떻게 해야 하겠습니까?" 최 간호사는 이제야 다음 설명을 짐작하겠다는 듯이 고개를 끄덕인다. "그렇지요? 그분들의 마음을 진정시키는 것이 최우선이겠지요? 제가 잘난 척하는 것이 무슨 소용이며 그것이 진료의 성과를 높이는 데 혹은 저 자신에게 무슨 이득이 되겠습니까? 그분들의 말씀을 마음을 열고 들어드리는 것이 우리 의료진이 가장 먼저 해야 할 일이 아니겠습니까? 이런 마음으로 제가 선택한 것이 그분들의 눈높이에 어울리는 말투 그리고 대화의 분위기입니다. 그렇게 생각하다 보니 시간이 지나면서 저절로 말투도 바뀌고 사투리도 섞이게 된 겁니다. 많이 어색하진 않았습니까?" 최 간호사는 겸연쩍다는 듯 미소를 띠며 고개를 돌린다.

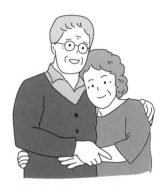

그림 5. 김 박사가 시골 노인분을 대하는 방법
김 박사는 진료실에서 종종 동네 아저씨 말투나 사투리를 쓴다. 이는 시골 노인분들과 눈높이를 맞추어 그들과 공감하기 위한 노력이다.

친절한 의사

마음이 위축되어 병원을 찾은 환자와 보호자들은 큰 병원과 권위 있는 의사 앞에서 주눅들기 쉽다. 그러나, 병원에 도착하여 처음 만나는 주차요원이나 경비원들이 그들을 친절하게 맞아주면 처졌던 어깨에 힘이 들어간다. 더욱이 의료진이 그들을 맞아 따뜻한 눈인사를 한다든지 자그마한 친절을 베푼다면 그들의 걸음은 날개를 단 듯 한결 더 가벼워질 것이다. 환자와 보호자들이 진료 전에 이런 마음을 갖게 된다면 진료에 임하는 그들의 태도는 매우 긍정적일 것이고 의료진에 대한 신뢰감 역시 크게 높아질 가능성이 크다.

정부는 2021년부터 종합병원 전체를 대상으로 환자경험평가를 실시하여 환자들의 만족도를 조사하고 이를 바탕으로 진료과정에서 환자와 보호자들의 만족도를 개선하기 위한 방안을 마련하려고 노력하고 있다. 환자경험평가는 환자가 입원기간 동안 자신이 받았던 진료서비스에 대해 평가하는 것으로서, 의료진과 소통할 기회가 충분했는지, 의료진의 설명이 이해하기 쉬웠는지, 치료과정에 환자의 참여 기회가 있었는지 등을 직접 평가하는 것이다. 진료과정에서 환자의 가치와 의견이 반영되는 환자중심 의료문화를 조성하고 국민이 의료의 질 향상을 체감할 수 있도록 의사결정 과정에 참여기회를 제공하기 위해 지난 2017년 첫 평가를 시작으로 올해 종합병원까지 그 범위를 확대했다. 조사내용은 의사와 간호사 영역, 투약 및 치료과정, 병원 환경, 환자권리보장 등에 대한 환자의 입원경험으로 총 24개 문항으로 구성되어 있다. 예를 들어 의사와 간호사가 환자를 존중하고 예의를 갖추어 대했는지, 환자의 이야기를 주의 깊게 들어주었는지, 질환에 대해 위로와 공감을 받는지, 다른 환자와 비교해 공평한 대우를 받았는지 등을 질문한다. 또 병원에서의 입원 경험을 0점에서 10점 사이 점수로 평가하는 것은 물론 가족이나 친구 중 입원할 일이 생긴다면 해당 병원을 추천할 것인지 여부도 0점부터 10점까지 평가하도록 문항을 설계했다.

　건강보험심사평가원의 진료심사평가위원회 환자경험평가 분과에 참여한 바 있고 이 문제에 대한 연구를 심도 있게 수행한 서울의대 의료관리학 교실 도영경 교수는 환자경험평가가 가지는 의의를 이렇게 설명한다. "환자경험평가의 가장 중요한 의의는 '측정(measure)' 그 자체에 있다. 의료의 질에 관한 금언 중의 하나는

'측정 없이는 향상 없다'는 것이다. 일반적으로 측정은 모든 과학적 접근의 첫걸음이다. 측정은 비교를 가능케 하고, 지금까지 드러나지 않았던 경향을 포착할 수 있게 해 주며, 실험(experiment)과 시연(demonstration)을 거쳐 중재 활동으로 나아갈 수 있도록 해준다. 현재의 도구가 완벽할 수 없기에 더 나은 측정 도구의 개발을 자극하고, 수집된 자료는 문제의 심층 분석과 창의적 개선 시도가 꽃필 수 있는 토양을 제공한다. 환자경험평가는 측정을 통해 환자중심성 문제에 대한 담론을 행위자-구조의 단선적 이항대립에서 구출하여 과학적 접근의 장으로 끌어올 것이다. 또 하나의 중요한 의의는 대상별로 관심을 가져야 할 이유가 분명한 자료를 산출한다는 점이다. 현재 통계청 사회조사, 국민건강영양조사, 한국의료패널조사에는 의료서비스 만족도 문항이 포함되어 있다. 그러나 인구집단에 기반을 둔, 포괄성이 매우 높은 의료서비스 만족도 자료는, 누가 관심과 책임을 가져야 하는지, 개입 지점이 어디인지를 말해 주지는 않는다. 이에 비해, 환자경험평가는 의료기관별로 세부적 환자 경험에 관한 자료를 산출할 수 있게 한다. 정책 담당자는 전체적인 환자 경험 수준과 함께 지역별, 유형별 변이 그리고 환자의 사회경제적 위치별 차이를 파악함으로써 환자중심성을 지속적인 정책문제로 유지하고 상승시킬 수 있는 수단을 확보하게 될 것이다. 환자와 국민은 스스로의 평가가 의료의 질 평가에 반영될 수 있다는 사실을 인식하며 개선에 필요한 과제를 묻게 될 것이다. 기관별 평가 결과의 공개 시, 기존 적정성 평가 결과보다 대중에게 다가가기도 더 쉬울 것이다. 환자의 눈으로 보았을 때 느끼는 문제점들을 환자의 입으로 응답한 결과이기 때문이다. 의료기관 수준에서는 전국 및 지역 분포에서 자신이 어느 위치를 차지하는지를 파악할 수 있게 해 주며, 특히 어떤 영역이 환자의 눈으로 볼 때 상대적으로 미흡한지를 알 수 있게 한다. 마지막으로, 환자경험평가 자료는 현장의 의료인들이 기관 단위에서 자신들의 진료를 비춰 볼 수 있는 거울이 될 것이다."(도영경, 환자경험평가를 통한 환자중심성 향상: 근거, 의의, 과제, 건강보험심사평가원 정책동향 11(3):7-24, 2017)

'친절한' 병원과 의료진을 요구하는 움직임은 지금까지 환자들이 병원에서 받던 '부당한' 대우를 개선해 보고자 하는 노력의 일환이다. 환자와 보호자들, 나아가 사회의 당연한 요구이며 마땅히 병원과 의료진이 받아들이고 변화해야 할 부분이다. 푸코(Michel Foucault; 프랑스 철학자: 1926~1984)는 병원을 군대나 감옥과 다르지 않은 공간으로 보았다. 환자복을 입고, 몇 호실, 이러저러한 진단명 또는 수술명으로 불리게 되는 것은 군복이나 수의를 입는 순간 계급이나 수번으로 환원되어 인간으로서의 개별성을 상실하는 것과 같은 모습이다. 따라서, 병원에 가면 죄인이 된 듯하다고 말하는 환자는 단순한 은유 이상을 얘기한 것일 수 있다. 이런 관점에서 환자경험평가를 통한 의료체계의 환자중심성 강화는 환원론에 기반한 현대 의학의 문제점을 완화하고자 하는 마땅한 시도임에 틀림없다.

그러나, 이런 시도와 변화가 과연 궁극적으로 환자들에게 이익으로 귀결될 것인가? 여기에는 다양한 이견들이 있을 수 있다. 특히 의료계는 친절의 정도를 이와 같이 점수로 측정하려는 시도들이 이 제도의 본래 목적과 달리 오히려 환자-의사 간 신뢰를 깨뜨리는 결과를 초래할 수 있다고 강하게 반발하고 있다.

일반적으로 환자와 보호자들은 직접 경험하지 않고 어떤 의사가 좋은 의사인지 구별하기가 매우 힘들다. 그렇기 때문에 조사결과에 나타난 환자 '만족도'를 좋은 의사의 평가 지표로 사용하는 경향이 있다. 한편, 의료진이 환자의 요구를 잘 받아줄수록 환자의 만족도가 올라가는 것이 일반적이다. 그런데, 최근에 환자 만족도가 높은 의사가 과연 좋은 의사인지, 환자에게 최상의 이익을 가져다 주는지를 평가하는 논문이 미국내과학회지(Annals of Internal Medicine)에 실렸다. 이 연구에서는 병원 방문 환자 5만 2000여 명을 대상으로 의사가 얼마나 말을 잘 들어주는지, 쉬운 말로 설명해주는지, 환자 말을 존중해 주는지 그리고 환자에게 충분한 시간을 제공하는지 등에 관해 조사했다. 그리고, 입원 다음 해 응급실 방문과 재입원 횟수, 의료 총비용을 비교 조사했다. 또한 평균 4년 간의 추적관찰 기간 동안 환자의 사망률도 분석했다.

　연구의 결과를 살펴보면, 만족도가 높은 환자들이 만족도가 낮은 환자들에 비해 재입원율은 12%, 의료 총비용은 8.8%가 높은 것으로 나타났다. 환자들의 사망률도 26%나 높았다. 흥미롭게도, 환자의 만족도가 높을수록 환자의 사망률이 높아지는 기현상이 벌어진 것이다. 논문의 결과로 나타난 의료 총비용의 증가율을 고려해보면 이러한 결과는, 만족도가 높은 환자들의 경우, 환자가 요구하는 여러 가지 검사와 치료들을 의료진이 손쉽게 무비판적으로 받아들였을 가능성이 높을 것으로 짐작할 수 있다. 모든 검사와 새로운 치료는 그에 따른 부작용을 동반하게 마련이기 때문에 그에 따른 불이익이 오롯이 환자에게 돌아갔을 가능성이 있을 것으로 짐작되는 대목이다(http://kormedi.com/1342218/김용의 헬스앤).

환자의 요구가 무엇이든지 그 요구를 무조건 다 들어주는 의사, 그럼으로써 환자들이 주관적으로 평가하는 만족도가 높아 '친절한' 의사로 평가받는 의사가 반드시 '좋은' 의사가 아닐 수 있다. 질병의 중증도를 고려하고 진단과 치료의 적절성을 종합적으로 판단해서 받아들일 것은 받아들이고 거절할 것은 거절하는 의사가 진정 '좋은' 의사일 수 있다. 이러한 의사가 종국에는 환자의 문제를 효율적으로 해결함으로써 환자에게 보다 많은 이익을 제공할 수 있을 것이다. 그리고, 끝내는 환자와 보호자들로부터 굳건한 신뢰를 받을 수 있을 것이다.

신뢰

하늘이 푸르다고
말로 해야 합니까?
꽃이 예쁘다고
꼭 얘기해야 합니까?
우리가 한 편인 걸
진정 모르고 계십니까?

옛날부터 땅은
한없이 넓었지요
옛날이나 지금이나 애들은
천방지축 뛰었지요
그리고 우린 오늘도
함께 걷고 있지요

단지
우리가 그걸
믿지 않을 뿐이죠

CHAPTER
06

환자와 함께 걷는 길

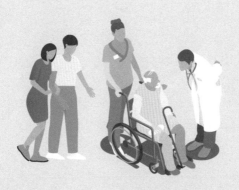

06

환자와 함께 걷는 길

동행

혜원 전진옥

비 오는 날
우산이 없어
옷이 다 젖어도
인생의 우산을 쓰고
함께 걸어갈 그대라면
그대가 바로
아름다운 동행입니다.

매일같이 환자들의 아픔을 마주하는 의료진은 누구나 환자의 고통을 함께 느끼는 공감능력을 갖출 필요가 있다. 그러나, 요즘 진료실에서는, 특히 매우 바쁘게 돌아가는 대형병원의 진료실에서는 종종 의료진의 공감 부족이 문제가 된다. 그 결과, 의료인들이 진료실에서 감정을 배제한 채 환자를 진료하고 있다고 환자와 보호자들로부터 비난받는 일이 드물지 않게 발생한다. 미국의 정신과 의사 스티븐 슐로츠만(Steven Schlozman)은 냉정하게 환자를 보는 젊은 의사들을 죽은 채 살아가는 존재인 좀비, 굶주린 채 느릿느릿 움직이며 공감을 개발하는 데 필요한 거울 뉴런이 없는 좀비에 비유하기도 했다. 특히 이야기(Narrative)의 중요성을 강조하는 선도적 의학자들은 임상 환경에서 환자에 대한 의료인들의 공감 부족을 지적한다. 이들은 권고한다. 좋은 치료자가 되려는 의료진은 먼저 환자의 말을 경청하고 환자를 잘 이해하라고. 호머의 『일리아드』에 나오는 피에이션 사람들이 오디세우스와 난파된 다른 사람들에게 그러했던 것처럼, 그리고 신경의학자인 올리버 색스(Oliver Sacks)가 『아내를 모자로 착각한 남자』에서 보여준 것처럼 의료진은 공감능력을 함양할 필요성이 있다고 강조한다.

환자들은 외롭고 괴롭다. 따뜻하게 손잡고 함께 걸어줄 사람이 절실하게 필요하다. 특히 장기간 지속적으로 관리해야 하는 만성 질환을 가지고 있는 환자들은 고통스럽고 지루한 여정을 거치면서 점점 더 지쳐가고 우울해지기 쉽다. 불의에 닥친 위기에 마음을 정돈하기 어려운 환자들 역시 그들이 편안히 기댈 수 있는 누군가의 든든한 어깨가 필요하다. 환자와 가까운 가족과 돌보미 그리고 의사와 간호사를 비롯한 의료진이 가장 먼저 이들의 괴로움과 외로움을 위로하는 역할을 담당해야 한다. 특히 의료진은 고통과 위기의 연속인 질환의 여정에서 환자와 공감하고 그들과 동행하는 **친구**가 되기 위해 노력해야 한다. 동시에, 이웃과 사회 전체가 환자의 아픔에 공감하고 환자의 힘든 여정을 함께하는 **친구**가 될 필요가 있다. 그렇게 함으로써 몸과 마음이 아픈 환자들이 사회적 차별에 의해 이중의 상처를 입지 않을 수 있기 때문이다.

공감과 연민 사이

공감이란 무엇인가? 공감이란 매우 모호한 개념이어서 그 정의에 대한 일치된 의견은 없지만 호야트 등이 관련된 문헌들을 광범위하게 검토한 끝에 정의한 개념은 의학교육과 진료현장에 적용할 수 있는 중요한 의미를 가지고 있다. "의학교육과 진료환경에서 환자들의 경험, 관심 그리고 관점들을 이해(느끼는 것이 아님)하는 데 관여하는 인지적 속성(정서적 혹은 감정적인 속성이 아님)이 이를 소통할 수 있는 능력과 결합한 상태를 공감으로 정의할 수 있다." (Hojat M, et al., 2009)

우리가 흔히 혼용하고 있는 공감(empathy)과 연민(sympathy)은 같은 말이 아니다. 명확히 구분해서 사용해야 한다. 일반적으로 말하면, 연민은 환자의 고통을 강렬하게 느끼는 데 관여하는 주로 정서적이고 감정적인 속성을 의미하지만, 공감은 주로 인지적인 속성을 내포하고 있다. 다시 말해, 연민은 좀 더 원시적이고 대뇌에 의해 촉발된 감정이라고 말할 수 있는 반면, 공감은 이런 감정에서 더 나아가 인간 본성에 대해 충분히 이해함으로써 갖게 되는 인지적 개념이라고 할 수 있다. 이런 관점에서 보면, 연민은 비생산적이지만 공감은 진료의 질을 높일 수 있다.

추운 겨울에 처마 밑에서 떨고 있는 어린 아이를 보게 되는 경우, 많은 이들은 아이가 '가엽고 측은하다'고 느낀다. 이런 동정적 감정이 연민이다. 아이의 느낌이나 고통의 강도를 알려고 한다든지 이해하려고 하는 것이 아니라, 단순히 자신의 관점에서 느끼고 생각하는 것이다. 반면에, 어떤 이들은 고통 속에 있는 아이가 안됐다고 느끼는 동시에 '얼마나 추울까?', '배가 고프지 않을까?', '무슨 연유로 저 상황이 되었을까?', '고통을 덜어줄 방법은 없을까?' 등을 생각한다. 아이의 문제를 이해하고 감정을 공유하며 해결책을 함께 고민한다. 이것이 공감이다.

진료실에서는 몸과 마음이 아픈 이들을 많이 만난다. 건강의 균형이 깨진 환자들이 전문적인 도움을 받기 위해 찾는 곳이 진료실이기 때문이다. 환자들은 누구로부터 동정이나 연민을 받기 위해 진료실을 찾는 것이 아니다. 자신들의 의학적 문제를, 다시 말해 혼자서는 벗어나기 힘든 괴로움과 외로움을 해결하기 위해 병원과 진료실을 찾고 의료진을 만난다. 이런 문제를 완전히 해결하지 못할지라도 최소한 함께 고민해줄 전문가를 만나서 도움을 받기 위해 진료실을 찾는다. 의료진은 환자의 고통을 단순히 '남의 불행' 정도로 바라보아서는 안 된다. 많은 의료진은 이런 선입견이 억울하다고 할 것이다. 선한 뜻을 품고 어렵게 공부하여 병원에서 일하면서 그럴 수 있느냐고, 그럴 리가 있겠느냐고 생각할 수 있다. 그러나 바쁘게 돌아가는 병원환경 속에서는 그리고 효율을 강요하는 현재의 의료시스템 속에서는 아무리 선한 뜻으로 무장한 의료진이라 할지라도 환자를 단지 '측은한 사람' 혹은 '돌봄이 필요한 불쌍한 사람'으로 바라보는 잘못을 범할 수 있다. 그러므로, 의료진은 환자의 고통에 반사적으로 공감할 수 있는 공감 기술을 함양하고 이를 쉬지 않고 갈고닦아야 할 필요가 있다.

김 박사의 진료실에서는 환자들이 목소리를 높이지 않는다. 환자들은 김 박사의 진료실에 들어서는 순간 저절로 말수가 적어진다. 김 박사의 음성이 낮고 느리기 때문이기도 하지만 왠지 큰 소리를 내면 머쓱할 것 같은 분위기 때문이다. 김 박사는 진료를 마무리하기 전에 항상 환자에게 넉넉히 시간을 주며 물어볼 것이 남아있지 않은지 확인한다. 대다수의 환자들은 별다른 질문 없이 그저 감사하다고 말하며 진료실 문을 나서지만 어떤 환자는 진료실을 떠나면서 "제가 이 병원에 온 지 얼마나 되었나요?" 묻기도 하고

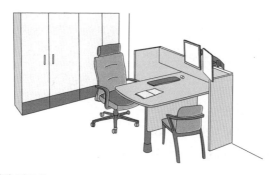

그림 1. 외래 진료실

외래 진료실은 위기에 처한 환자들이 전문적인 도움을 청하는 곳이다. 외래 진료실은 감동과 눈물의 현장이다. 장기간 질환의 여정을 함께하는 환자들의 삶이 있는 그대로 적나라하게 드러나는 장소이다. 좀 더 공감지향적이고 환자 중심적인 장소로 변화할 필요가 있다.

"벌써 20년이 넘었다"고 말하면서 스스로 감상에 젖기도 한다. 이 럴 때면 김 박사도 환자와 함께했던 긴 여정을 떠올리며 잠시 회상에 잠긴다.

김 박사는 환자가 외래진료실로 들어올 때마다 언제나 "어서 오십시오!" 하고 인사한다. 다시 만나서 반갑다는 마음을 표현하는 것이다. 그러고 나서 "그동안 불편한 데는 없었나요?" 묻는다. 환자의 질병과 무관하게 하고 싶은 이야기를 먼저 말해 보라는 뜻이다. 잘 지냈다고 하면 "잘 되었다"고 반응하고 본론으로 들어간다. 또한 김 박사는 본격적인 진찰을 시작하기 전에 이런 얘기들을 나누면서 환자의 표정을 살핀다. 환자가 몹시 불안한 표정을 지으며 행동을 질서정연하게 하지 못한다면 환자는 십중팔구 검사 결과가 나쁘지 않을까 심히 걱정하고 있는 것이다. 이럴 때 김 박사는 환자가 진찰대에 오르기 전에 양호한 검사 결과를 환자에게 먼저 말해 준다. "경과는 전반적으로 좋습니다. 잘 지내고 오신 것 같습니다." 환자는 금세 얼굴이 밝아지고 안도의 한숨을 내쉰다.

환자는 이미 볼 일을 다 본 것처럼 서둘러 진료실에서 나가려 하기도 한다. 불안이 사라지니 밖에서 차례를 기다리고 있는 다른 환자들이 머리에 떠오른 것이다. 김 박사는 특유의 느린 어투로 환자를 말린다. "잠시 진찰대에 올라 배를 좀 보여주시지요. 진찰할 것이 있습니다." 진찰을 마친 환자의 등에 손을 대어 환자가 일어나는 것을 도와준 김 박사는 다시 입을 연다. "서두르지 마십시오. 서두르면 사고가 날 수 있습니다. 천천히 내려오셔서 여기 의자에 앉으십시오." 의자에 기댄 환자를 한 번 쳐다본 후, 김 박사는 컴퓨터의 자료들을 짚어가며 환자와 보호자들에게 설명을 한다. 어느새 환자의 어투가 된 김 박사는 설명을 요약하며 의자를 조금 돌려 환자와 마주 앉으며 미소를 띤다. "밖에서 우리 간호사가 한 번 더 자세히 설명해드릴 겁니다." 이제 차분해진 환자가 의자에서 몸을 일으키며 인사를 한다. "교수님, 어제는 걱정 때문에 한숨도 못 잤는데 지금은 아주 편안해졌어요. 여기에 다녀가면 정말 마음이 편해요. 다음에 다시 뵐 때까지 걱정 없이 잘 살아도 된다는 하락을 받은 느낌이에요. 오늘 밤엔 단잠을 잘 것 같아요. 정말 고맙습니다. 다음에 뵐 때까지 교수님께서도 건강하세요."

김 박사는 바쁜 진료일정 속에서도 환자의 입장을 먼저 생각하려고 노력한다. 어렵고 심각한 건강 문제를 가지고 먼 거리를 마다하지 않고 한 걸음에 병원으로 달려온 환자들은 대부분 불안하고 조급하다. 하고 싶은 얘기도 묻고 싶은 얘기도 많을 것이다. 칭찬받고 싶은 일과 위로받고 싶은 일을 고스란히 간직하고 진료실을 찾았으리라. 김 박사는 우선 환자를 반갑게 맞이한다. 그래야 환자의 마음이 편안해지고 쉽게 입을 열 수 있기 때문이다. 김 박사는 현재 환자가 가지고 있는 질병에 대한 진료를 본격적으로 시작하기 전에 환자가 먼저 말을 할 기회를 준다. 김 박사가 환자의 말을 들어줄 의지가 있고 시간도 충분함을 환자와 가족들에게 미리 알려주고 싶은 마음에서다. 그리고, 이는 김 박사가 진료실에서 천천히 그리고 낮은 톤으로 말하는 이유이기도 하다.

김 박사는 환자의 말을 귀 기울여 들으려고 노력한다. 맥없이 듣고 있거나 듣는 것처럼 하면서 다른 일을 하지 않는다. 눈을 맞추고 경청하다가 같이 안타까워하며 "아이고 저런!" 하기도 하고, 함께 아파하며 손을 잡아주기도 하고, 기쁨을 나누면서 "잘 하셨네요!"라는 말과 함께 환자를 격려하기도 한다. 환자는 자신의 속마음을 털어놓으며 후련하다고 느낀다. 이런 대화가 환자의 문제를 완전히 해결해주는 것은 아니다. 그러나, 오롯이 혼자만 겪는 일인 양 느껴지던 괴로움과 외로움을 '내 편'이라고 믿을 수 있는 담당의사에게 털어놓는 것만으로도 환자는 큰 위로를 받는다. 나아가 많은 부분 이미 치유되었다고 느낄 수도 있을 것이다.

장기간 관리하는 질병이나 무거운 의학적 문제를 안고 진료실을 찾는 환자들은 몹시 불안하다. 스스로 주눅이 들어 행동이 부자연스러울 수 있다. 불합리한 의료체계에 불만을 가졌거나 의료진의 불친절에 화가 난 것이 아닐지라도, 환자들은 병원 문을 들어서는 순간 아니 며칠 전에 검사를 위해 병원에 다녀간 이후로 내내 극도의 불안과 초조감에 시달릴 수 있다. 자신의 질병 그 자체가 주는 공포 때문일 것이다. 진료실 문을 열고 의사와 마주한 후에도 좋은 검사 결과와 의사의 격려가 있기까지 환자는 안심할 수 없다. 김 박사는 환자가 겪는 불안과 공포를 잘 알고 있다. 그렇기에 그는 가능한 한 빨리 환자에게 검사 결과를 알려주고 환자의 마음을 다독여 주기 위해 최선을 다한다. 물론 좀 더 자세한 설명과 향후 계획은 환자가 차분해진 다음에 덧붙인다.

환자의 마음이 가라앉으면 김 박사는 좀 더 세심하게 환자의 문제를 분석한다. 최신 의학지식과 임상기술을 총동원하여 환자가 가지고 있는 의학적 문제를 해결하기 위한 세부계획을 세운다. 문진, 신체검사, 검사실 검사 그리고 영상검사들을 확인하고 분석하여 환자의 현재 상태를 정확히 판단하고 이를 토대로 진단, 치료 그리고 환자 교육에 관한 계획을 세운다. 이 과정을 마칠 때까지 조금도 서두르지 않는다. 또한, 급한 마음에 서두르는 환자를 보면 그들을 다독이며 환자가 본래 병원을 방문한 목적을 빠짐없이 이룰 수 있도록 돕는다. 의사의 공감과 친절은 환자가 가지고 있는 의학적 문제들을 전문적으로 그리고 효율적으로 해결해 주었을 때에만 진정 그 의미를 인정할 수 있다는 것이 김 박사가 오랫동안 변함없이 가지고 있는 생각이기 때문이다.

김 박사는 환자와 보호자들에게 현재의 상황과 앞으로의 계획에 대해 설명할 때 가능하면 환자의 어투에 맞추려고 노력한다. 그리고, 설명을 마친 후에는 환자가 꼭 기억하기 바라는 점에 대해 다시 한번 요약한다. 모든 설명을 들은 후에도 환자가 이해할 수 없는 부분이 있다면 이에 대해 편안하게 질문할 수 있도록 배려하기 위해서이다. 김 박사는 아직도 부족하다고 생각하는지 간호사로 하여금 진료실 밖에서 환자에게 꼭 필요한 사항들을 한 번 더 설명해 주도록 당부한다.

강조하건대, 공감이란 다른 사람을 가엽고 측은하게 보는 것이 아니다. 그건 동정이고 연민이다. 그런 감정은 매우 주관적이어서 사실과 부합하지 않을 수 있다. 오해를 불러일으킬 수 있으며 다른 사람을 불쾌하게 만들기도 한다. 반면에, 공감은 다른 사람이 처한 상황을 상대방의 입장에서 느끼고 이해하는 태도이다. 그의 손을 잡고 어려움을 함께하는 과정이다. 예단하거나 불필요하게 충고하지 않으며 적극적 청취에 초점을 맞춘다. 그렇게 하다 보면 고통받는 이는 스스로 치유하거나 공감이 주는 위로와 격려에 힘입어 평안함을 되찾기도 한다. 피에이션 사람들이 오디세우스에게 행한 것처럼 그리고 김 박사가 공감 클리닉에서 행한 것처럼……

공감능력 키우기

2009년에 호야트 등은 『아카데믹 메디슨(Academic Medicine)』에 「의과대학 3학년의 악마」라는 제목의 논문을 발표하였다. 제퍼슨 의과대학에 입학한 학생들 456명을 대상으로, 입학해서 졸업할 때까지 총 5회에 걸쳐 공감지수를 조사하여 그 결과를 분석하였다. 그 결과, 2학년 때까지는 공감지수에 변화가 관찰되지 않았으나 임상 실습이 시작되는 3학년 때부터 공감능력이 현저하게 감소하여 졸업할 때까지 이러한 상태가 지속된다는 사실을 밝혀냈다. (Hojat M, et al., 2009)

연구자들은 의과대학생들의 공감능력이 감소하는 원인으로 몇 가지를 열거한다. 먼저, 역할 모델 부족, 학습량 과다, 시간 부족, 그리고 환자와 환경의 영향을 들었다. 그리고, 전산화된 진단과 치료기술을 과신한 나머지 환자의 진료에 있어서 인간적 상호관계의 중요성을 무시하는 경향이 생긴다고 지적했다. 또한, 의료체계가 시장친화적으로 변화하고 대조임상시험이 의학발전의 왕도로 여겨지는 현실이 공감을 근거중심의학의 경계 밖으로 밀어냈을 수 있고, 그 결과로 의학교육과 진료에서 공감의 중요성이 퇴색되었을 수 있다고 분석했다.

호야트 등은 이러한 부정적 경향을 줄이기 위해 의과대학 교육의 변화를 제안한다. "의과대학에서 학생들의 공감능력을 향상시키기 위해 시도할 수 있는 방법들은 여러 가지가 있다. 예컨대, 다음의 열 가지 항목들을 고려해 볼 수 있다. 즉, 대인관계기술 향상, 환자와의 만남을 녹화한 오디오나 비디오 분석, 귀감이 되는 역할 모델과의 접촉, 역할 연기, 환자 체험, 입원 체험, 문학과 예술 공부, 이야기 기술 향상, 연극공연 관람 그리고 발린트(Balint) 방식의 소집단 토론이다." 이러한 제안들 중에서 우리나라의 진료 현실을 감안할 때 현실적으로 즉시 도입할 수 있는 것들을 선별할 필요가 있다. 정책 입안자들의 선호에 따라 여러 가지 방법들을 우선적으로 선택할 수 있을 것이지만, 필자는 의사소통 기술의 향상과 환자 체험을 의과대학 교육에 우선적으로 도입할 것을 제안한다. 이러한 변화야말로 미래의 의료인들이 공감능력을 함양하는데 필수불가결한 요소라고 생각하기 때문이다.

김 박사는 병실 회진을 시작하기 전에 언제나 연구실에서 진료팀 회의를 한다. (그림 2) 입원 환자들의 상태를 보고받고 앞으로의 진료 계획에 대해 심도있게 토의한다. 학생, 전공의 그리고 전임의들에 대한 교육도 대부분 이 자리에서 이루어진다.

오늘 환자에 대한 보고는 대부분 전공의 박 선생이 담당했다. 간경변증을 앓고 있는 김 아무개 환자의 복수 조절에 문제가 있다는 보고다. 김 박사는 임상자료들을 분석한 후 박 선생에게 묻는다. "자료를 살펴보면 환자의 염분 섭취가 과다한 것으로 판단됩니다. 환자가 염분이 많이 포함된 음식들을 섭취하는지 꼼꼼히 확인하고 저염식에 대한 교육도 다시 해야 할 것 같습니다." 박 선생이 이해하기 어렵다는 표정으로 대답한다. "잘 알겠습니다, 교수

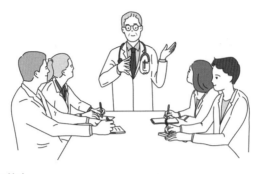

그림 2. 진료회의

김 박사는 병실 회진을 시작하기 전에 언제나 진료회의를 한다. 이 자리에서 입원 환자들의 상태를 파악하고 앞으로의 진료계획에 대해 심도있게 토의한다.

님. 그런데 이미 저염식에 대해 환자 교육도 하였고 저염식 처방도 제대로 하였습니다."

김 박사는 박 선생과 눈을 똑바로 맞추고 정색을 하며 말을 잇는다. "박 선생, 김 아무개 환자에게 처방대로 저염식이 제공되었는지, 환자가 제공된 식사를 제대로 섭취하였는지, 저염식 식사를 하는데 어려움을 느끼지 않았는지, 추가로 염분이 많이 포함된 식사를 함께 하고 있는지 등을 확인해 보았습니까?" "아니요, 거기까지 확인하지는 못했습니다. 죄송합니다, 교수님." 박 선생은 이내 고개를 떨구고 만다. "박 선생, 저에게 죄송하다고 말할 필요는 없습니다. 그러나, 처방을 내는 것만으로 의사가 해야 할 일을 다했다고 생각해선 안 됩니다. 처방을 내는 것만으로 환자의 문제를 해결할 수 없고 환자에게 이득을 가져다 줄 수 없습니다. 옳은 처방을 내린 후에도 할 일이 많습니다. 처방이 제대로 실행되고 있는지 여러 단계들을 점검해야 합니다. 환자에게 처방이 실행되는 과정에 문제가 발생하지 않는지, 환자 교육이 제대로 이루어졌고 환자가 잘 이해하였는지, 환자가 처방대로 실행하기에 어려움은 없는지 꼼꼼히 확인하고 점검해야 합니다. 그 과정에 어떤 문제가 발견된다면 그 책임은 오롯이 임상의사의 몫이고 담당의사가 반드시 이를 바로잡아야 합니다. 만약에 그 책임을 다하지 못했다면 우리를 믿고 입원해 있는 환자들에게 미안하게 생각해야 하고 그들의 고통에 공감하지 못한 우리들 자신을 반성하는 마음으로 되돌아봐야 합니다."

김 박사는 내친 김에 조금 더 교육에 시간을 할애해야겠다고 결심한다. 임상교육 현장에서 항상 강조하는 환자 체험에 대해 이야기를 풀어갈 좋은 기회라고 생각해서였다. "박 선생, 듣기에 거북할 수도 있겠지만 조금만 더 덧붙이겠습니다. 환자의 고통에 공감하기 위해서는 무엇보다 그들이 겪는 고통을 함께 겪어 보아야 합니다. 그렇다고 우리 의사들이 환자의 질병을 모두 직접 경험할 수는 없습니다. 의사들은 임상경험이 쌓이면서 자연스럽게 간접경험을 통해 환자들이 겪는 질환의 고통을 느끼고 이해하게 됩니다. 그러나, 우리가 직접적으로 체험하면서 환자들에 대한 공감의 폭을 넓혀나갈 수 있는 것들도 있습니다. 그것들 중 대표적인 것이 저염식 체험입니다."

박 선생을 포함해 진료팀원 모두가 김 박사의 설명에 집중한다. "저염식을 처방한다는 것은 하루에 섭취하는 소금의 양을 5그램 미만으로 제한하는 것을 말합니다. 그런데, 우리가 조리할 때 소금을 사용하지 않는다고 해도 하루에 사용하는 모든 식재료들을 통해 최소한 3.5그램 정도의 염분이 식사에 포함될 수밖에 없습니다.

그렇다면 저염식을 만들기 위해서는 추가 소금을 거의 사용하지 않아야 한다는 얘기입니다. 일반적으로 음식에서 맛을 내는 데에 소금이 가장 중요한 역할을 한다는 점을 감안하면 저염식의 맛이 어떨지 어렵지 않게 짐작될 것입니다. 그렇지만, 우리들처럼 환자에게 자주 저염식을 처방하고 이에 대해 교육하는 의사들은 반드시 그 맛을 직접 체험해야 환자의 고통을 정확히 이해하고 그 고통에 공감할 수 있을 것입니다. 우리 진료팀 전임의, 전공의 그리고 학생들까지 모두 오늘 하루 병원식당에서 저염식을 체험해 보면 어떨까요?" 느닷없는 김 박사의 제안에 진료팀원들은 약간 당황한 듯 서로의 얼굴을 번갈아 쳐다본다.

김 박사는 고개를 들어 벽시계를 쳐다보며 잠시 옛 추억을 떠올린다. 김 박사가 전공의로서 병실 주치의를 할 때였다. 담당 환자들 중에, 저염식은 도저히 못 먹겠으니 일반식으로 바꾸어 달라고 떼를 쓰던 환자가 있었다. 부종과 복수를 조절하려면 마땅히 저염식을 처방해야 하는데 난감한 노릇이었다. 아무리 설득을 해봐도 막무가내였다. 마침내 그는 울부짖으며 소리쳤다. "김 선생, 그럼 당신이 한 번 먹어보고 얘기합시다. 삼시 세끼 이걸 먹고 살라는 게 그래 그게 말이나 되는 건지 그때 다시 얘기해 봅시다." 김 박사는 그때 뭐 그게 대수냐고 생각했다. 그리고 점심 때 병원식당에서 저염식을 주문했다. 처음 맨밥을 몇 숟가락 먹을 땐 괜찮았다. 그런데 밍밍한 반찬들을 입에 넣은 후엔 목으로 넘기기가 힘들었다. 억지로 몇 차례 삼킨 후엔 메스꺼움이 밀려왔다. 불쾌한 느낌을 달래려고 커피를 좀 마셔봤지만 전혀 위안이 되지 않았다.

연구실로 돌아와 책상에 앉으니 참으로 민망했고 환자들에게 미안한 생각마저 들었다. 김 박사는 그동안 깊이 생각하지 않고 저염식을 처방해 온 자신의 경솔함을 반성했다. 비록 그것이 의학적으로 필요한 조치였다고 해도 자신이 좀 더 세심하게 헤아리지 못함으로 인해 조금이라도 더 괴로움을 겪었을 환자들을 생각하니 송구스럽기 그지없었다. 김 박사는 깊은 생각에 빠졌다. 어떻게 하면 저염식이 꼭 필요한 환자들이 염분을 제한하면서도 입맛을 잃지 않을 수 있을까? 상당 기간 그 방도를 찾아나선 끝에 김 박사는 몇 가지 힌트를 얻었다. 식초, 식물성 기름, 겨자, 후춧가루, 고춧가루, 마요네즈 등이 그 대안이었다. 김 박사는 그때 얻은 대안들을 지금도 환자 교육에 이용한다. 저염식이 꼭 필요한 환자들에게 저염식을 실천하면서도 입맛을 잃지 않도록 하기 위해 할 수 있는 대안들을 함께 제시한다.

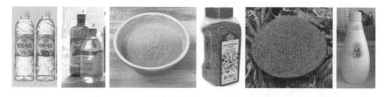

그림 3. 저염식을 처방할 때 입맛을 돋구기 위해 추천할 수 있는 대안들

저염식이 꼭 필요한 환자들에게 저염식을 철저히 실천하면서도 입맛을 잃지 않도록 하기 위해서 식초, 식물성 기름, 겨자, 후춧가루, 고춧가루, 마요네즈 등을 대안으로 권할 수 있다.

김 박사가 그때 결심하고 지금까지 실천하는 일이 한 가지 더 있다. 저염식을 처방하기 전에는 언제나, 과연 그 처방이 이 환자에게 꼭 필요한 것인지, 그것이 이 환자에게 최선의 선택인지 스스로 되묻는다. 그런 연후에 저염식을 처방하기로 결심했다면, 다음 단계로 그 환자에게 하루에 최대한 얼마만큼의 소금 섭취를 허용할 수 있는지를 세심하게 결정한다. 그러고 나서, 하루 소금 허용량을 15그램 미만, 10그램 미만 혹은 5그램 미만 등으로 세분하여 처방한다. 김 박사도 처음에는 이렇게 세분화한 식이 처방이 가능할까 회의적으로 생각했다. 그러나 개별 환자들을 세심히 관찰하면서 최대 허용량을 조정해 나가면 환자마다 하루에 허용할 수 있는 최대한의 염분 섭취량 혹은 단백질 섭취량(단백질 섭취를 제한해야 하는 환자의 경우) 등을 확인할 수 있었다. 그리고, 그 결과를 토대로 개별 환자들에게 고통을 가장 적게 줄 수 있는 식이를 처방할 수 있었다.

김 박사는 이야기를 마무리해야겠다고 생각한다. "우리 진료팀원들 모두 함께 생각해 봅시다. 우리가 흔히 처방하지만 환자들이 불편해하는 일들을 최소한 한두 번이라도 우리가 몸소 체험해 볼 필요가 있지 않을까요? 그래야만 우리의 처방과 지시로 인해 환자들이 겪게 되는 불편과 고통을 이해할 수 있지 않을까요? 그럼으로써 앞으로 환자들이 고통받을 수 있는 처방을 자제하고, 꼭 필요한 경우에도, 불편을 최소화할 수 있는 대안들을 찾아내어 그것들을 환자들에게 제시할 수 있지 않을까요? 이것이 진정 환자의 고통에 공감하는 모습 아닐까요?" 모두 굳은 얼굴로 입을 다물고 있다. 그러나 김 박사는 진료팀원들의 표정에서 단단한 결의를 느낀다.

진료 회의를 마친 김 박사는 옷 매무새를 고친 후 병실로 향한다. 박 선생이 안내하고 김 박사와 진료팀원들이 뒤따른다.

김 박사가 병실에 들어서서 심 아무개 환자의 병상으로 다가간다. 그런데 환자의 자세가 매우 어색하다. 오른쪽 옆구리를 아래로 하고 누워 몹시 고통스런 표정이다. 박 선생이 설명한다. 간조직 생검을 하고 한 시간쯤 전에 병실에 돌아왔다고 한다. 간조직 생검 후 출혈을 예방하기 위해 오른쪽 옆구리를 아래로 한 채 안정하고 있다고 한다. 김 박사가 보기에 간조직 생검 후 박 선생의 조치는 전반적으로 적절한 듯하다. 그런데 환자는 매우 고통스러워한다. 김 박사가 환자에게 묻는다. "환자분, 왜 그렇게 힘들어 하나요?" 환자가 박 선생의 눈치를 보며 어렵게 입을 연다. "네, 저…… 옆구리가 많이 배기고 아파서요." 김 박사는 이내 눈치를 챈다. "어디 좀 봅시다." 역시 오른쪽 옆구리 밑에 깔아둔 모래주머니가 문제다. 간조직 생검을 한 자리인 오른쪽 갈비뼈 부위에 모래주머니를 대고 그 자리를 누른 채 두세 시간 동안 꼼짝 말고

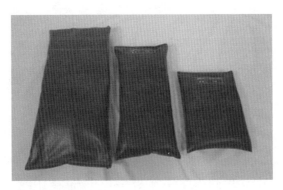

그림 4. 의료용 모래주머니
국소적으로 출혈 부위를 압박하여 지혈할 목적으로 사용하는 모래주머니이다.
장기간 압박을 가하면 환자에게 심한 고통을 줄 수도 있다.

누워 있으라고 박 선생이 지시한 것이다. 환자는 의사의 지시대로 하자니 너무 고통스럽고 맘대로 편하게 자세를 고치려니 뒷일이 무섭다.

김 박사는 먼저 환자를 살핀다. 그리고 조용히 자세를 바로 잡아준다. "환자분 우선 천천히 천장을 향해 돌아누워 보세요. 그리고 다시, 조직검사한 자리에 모래주머니를 대고 살짝 기대듯이 돌아누워 보세요. 모래주머니 위에 눕는 것이 아니라 기대듯이 말입니다. 두 다리를 굽히면 자세 잡기가 편합니다." 자세를 바꿔준 다음에 김 박사가 환자에게 묻는다. "지금 이 자세는 어떻습니까? 배기고 아프지 않습니까? 이 자세로 두 시간 동안 안정해야 하는데……" 환자가 편안하게 웃는다. 이제 살겠다는 표정이다. "전혀 불편하지 않아요, 교수님. 잠도 잘 수 있을 것 같아요. 고맙습니다." 김 박사는 정리한다. "환자분, 이대로 두 시간 동안 안정하고, 그 다음에는 돌아누워도 됩니다. 그 후로 세 시간 동안 더 침대에 누워 계십시오. 할 수 있겠지요?" "네, 잘 알겠습니다, 교수님."

복도로 나온 김 박사는 진료팀원들을 불러 모은다. "다음 병실로 가기 전에 여기서 잠깐 정리를 합시다." 그리고 옆에 있는 박 선생과 눈을 맞춘다. "박 선생, 간조직 생검 후에는 지혈이 매우 중요하기 때문에 시술 후 즉시 모래주머니를 상처부위에 대고 환자에게 오른쪽 옆구리를 아래로 하는 자세를 취하며 안정하도록 지시한 것은 매우 적절한 조치입니다. 그동안 공부하고 배운 대로 잘 했습니다. 그런데, 처방 후에 환자가 지시를 잘 이행하고 있는지, 불편해하는 점은 없는지를 살피는 일이 뒤따랐다면 더욱더 좋았을 것입니다. 일반적으로 얘기해서, 우리가 어떤 처방이나 지시를 했을 때에는 그것의 이행여부를 확인하고 끝내 환자에게 이익이 되고 있는지를 살피는 일 역시 게을리하지 말아야 합니다. 처방이나 지시가 제대로 전달되지 못하거나 이행되지 않는 경우가 있을 수 있고, 처방이나 지시에 의해 환자가 불편해하거나 환자에게 불이익이 돌아갈 수도 있기 때문입니다."

둘러선 진료팀원들이 모두 김 박사의 설명에 집중한다. 한 번 더 팀원들 모두에게 눈을 맞춘 김 박사가 말을 이어간다. "오늘 심 아무개 환자는 모래주머니 때문에 몹시 고통스러워 했습니다. 병실에서 일하는 의사와 간호사들은 이런 환자의 고통을 조기에 파악하고 해결해 주었어야 했습니다. 이 점을 우리가 깊이 반성하고 다시는 이런 일이 일어나지 않도록 최선을 다해야 할 겁니다." 박 선생의 얼굴에는 좀 억울하다는 표정이 섞여 있다. 조치가 적절했다고 말하면서도 무언가 부족하다는 김 박사의 지적이 이해되지 않는다. "교수님, 좀 더 자세히 말씀해 주시면 감사하겠습니다. 제가 무엇을 어떻게 했어야 했나요?"

김 박사는 박 선생의 처진 어깨를 두드려주며 설명을 잇는다. "박 선생, 우리가 임상에서 어떤 숙제에 부닥쳤을 때 이를 풀어내기 위한 최선의 선택은 기초적인 의학지식에서 출발하는 것입니다. 그렇게 함으로써 창의적이고 환자중심적인 해결책을 찾아내는 경우가 드물지 않습니다. 일반적으로 간조직 생검 후 지혈 방법은 우측 측와위(lateral decubitus position) 유지와 모래주머니 적용입니다. 심 아무개 환자의 경우로 돌아가 봅시다. 우측 측와위 유지는 잘 되었습니다. 그런데 모래주머니 적용에 문제가 좀 있었습니다. 피부에 출혈이 있는 경우 그 자리를 직접 압박하고 기다리면 혈관의 수축과 혈액의 응고 작용에 의해 대부분 지혈이 됩니다. 그런데 복강 내에 있는 간의 경우에는 직접 압박할 수가 없습니다. 따라서 복벽과 간 사이의 공간을 최대한 줄이고 중력에 의해 간 표면의 출혈 부위를 압박함으로써, 즉 간 자체의 무게에 의해 간 표면의 상처부위를 압박함으로써 지혈을 유도하는 것입니다. 그런데, 우리가 적용하는 모래주머니는 직접 간 표면의 상처를 압박할 수 없습니다. 그 사이에 단단한 갈비뼈가 놓여있기 때문입니다. 단지 우측 측와위를 취한 환자의 가슴과 침상 사이를 적절히 채움으로써 간과 복벽 사이의 공간을 최소화하는 역할을 하는 것입니다. 그런데, 많은 임상의들이 모래주머니의 역할을 오해하여 환자로 하여금 모래주머니를 침상과 가슴 사이에 대고 꼭 누른 채 누워 있도록 지시합니다. 박 선생, 그동안 환자가 얼마나 고통스러웠겠습니까? 짐작은 되지만 정확히 이해하긴 힘들 겁니다. 박 선생, 미안한 부탁인데 오늘 저녁에 당직실에서 한번 경험해 보십시오. 모래주머니를 밑에 대고 우측 측와위를 취한 후 한 시간만 누워있어 보십시오. 오늘 심 아무개 환자가 겪은 고통을 체험할 수 있을 것입니다. 이 체험은 박 선생이 앞으로 좀 더 환자와 공감해야겠다고 결심하는 계기를 만들어줄 것이라고 생각합니다. 그리고, 이런 공감이 앞으로 박 선생으로 하여금 환자들을 위한 창의적인 대안을 마련할 수 있도록 격려할 것입니다." 박 선생이 고개를 끄덕이며 동의를 표한다. 감 박사는 흐뭇한 미소를 띠며 다음 병실로 향한다.

꽃바구니 속의 지혜

어제 꽃바구니 하나를 선물 받았습니다. 신선한 향기에 더해 붉고 푸르고 하얀 색색의 조화가 감동스럽습니다. 풋풋한 싱싱함이 사는 맛을 더해주고 저녁에는 무언가 좋은 일이 기다릴 것 같은 막연한 기대에 가슴이 부풀어 오릅니다.

넋을 놓고 한참 동안 쳐다보고 있으려니 거기엔 우리가 무심히 지나쳐온 아름다운 모습들이 숨어 있었습니다. 전혀 다른 모습의 생명들이 다정하게 나란히 서있습니다. 조금도 어색해하거나 미워하지 않습니다. 오히려 반가운 듯 살며시 볼을 맞대고 있습니다.

색깔에 맞추어 자기들끼리 제 울타리 안에서 제각각 모여 있다면 그리 예쁘게 보이지 않았을 겁니다. 붉은 빛은 너무 강렬해서 튈 것이고 하얀 색은 밍밍하여서 쉽게 실증 날 겁니다. 푸른 색만 모이면 그저 그러려니 따분할지 모르고 보랏빛만이 전부라면 그것도 쉽게 매력을 잃을지 모릅니다.

사실 그네들도 속으론 조금씩 자리다툼을 할지 모릅니다. 그러나 서로 상처 내는 일은 없어 보입니다. 나 살자고 남 죽이는 살벌함은 없어 보입니다. 함께 조화롭게 사는 것 같습니다.

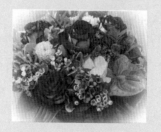

김 박사의 일기 <진료실 창가>에서:
꽃바구니 속에서 함께하는 지혜를 배우며

리타 샤론의 병행기록

1993년에 리타 샤론은 병행기록(parallel chart)이라 불리는 교육 도구를 고안했다. 의료인들이 겪은 환자와의 개인적 경험들을 기록하고 추적할 수 있는 새로운 도구를 도입하자고 제안했다. 그녀는 병행기록에 대해 학생들에게 설명한다. "우리들은 매일매일 모든 환자들에 대해 병원 차트에 기록을 남깁니다. 여러분은 여기에 무엇을 어떻게 기록하는지 잘 알고 있을 것입니다. 여러분은 환자가 지금 호소하는 불편이 무엇인지, 신체검사 그리고 실험실 검사 소견들이 무엇인지, 상담의사의 의견이 무엇인지 그리고 향후의 계획이 무엇인지를 정확하게 적습니다. 그런데, 만약 여러분이 전립선암을 앓고 있는 노인을 돌보고 있는데 그 환자를 볼 때마다 같은 병환으로 돌아가신 할아버지가 생각난다면, 그 환자의 방에 갈 때마다 당신은 눈물을 흘리겠지요. 여러분의 상실감 때문에 그리고 여러분의 할아버지를 위해 눈물을 흘리겠지요. 그런데, 이런 일들을 병원 차트에 기록할 수는 없습니다. 병원에서 허락하지 않습니다. 그러나, 이런 느낌을 어딘가에 기록해 두긴 해야 합니다. 이런 것들을 병행기록에 적으십시오."(Charon R, 2006)

병행기록은 의사들로 하여금 환자의 스토리에 관심을 가지도록 만든다. 환자의 신체적 질병뿐만 아니라 환자의 아픔에 공감하고 그에게 좀 더 다가가 손을 잡아줄 수 있도록 도와준다. 환자가 겪는 질환의 여정에 동참할 뿐만 아니라 그에게 큰 위로를 줄 수 있도록 만든다. 자신의 진료를 되돌아보는 도구가 됨은 물론 다음 진료를 개선할 수 있도록 만드는 지침이 될 수 있다.

김 박사는 샤론이 병행기록을 제안하기 훨씬 전부터 이미 병행기록을 적어왔다. 아마 정성을 다해 환자를 돌보아온 많은 선배 의사들 역시 병행기록을 적지 않았을까 짐작된다. 스스로를 돌아보고 좀 더 따뜻하고 풍성한 진료를 다짐하며 자신의 감정을 기록해 왔으리라.

김 박사의 병행기록 하나를 여기에 소개한다.

여인의 운명이라면

할머니 한 분이 입원했습니다. 이제 갓 칠순을 넘기셨습니다. 배가 부르고 숨이 차서 견디기 힘들어 하십니다. 간경변증을 앓고 계신 할머니께 복막염이 생겨 열이 나고 황달도 생겼습니다. 매우 중한 상태입니다.

그런데...... 난감한 일입니다. 병원이란 곳에 들어와 호강하기는 이번이 처음이라 말씀하신 당신은 환자이길 거부하셨습니다. 발걸음을 서두르는 의사들에게 할머니는 도무지 치료를 받으려 하지 않으십니다. 아들과 며느리에게 미안하다 하십니다. 조용히 마지막을 맞겠다 하십니다. 이제 다 산 어미가 무슨 욕심에 살기 힘든 아이들에게 병원비를 부담시키느냐는 겁니다. 할 일을 다 했으니 이제 돌아가시는 게 순리라고 하십니다.

그동안 자식들 위해 입에 든 것까지 다 내주신 어머니는 마지막으로 누리실 권리마저도 모두 다 내놓으려 하고 계십니다. 당신에겐 죽음도 더 이상 두려움이 되지 못합니다. 당신께서 오신 목적은 오로지 자식들을 사랑하는 일뿐이라고 하십니다. 그리고 이제 당신은 죽음으로까지 자식들의 짐을 덜어주려 하십니다.

죽음에 의연하신 당신의 모습은 한없는 사랑의 표현일 겁니다. 그러나 그건 또 남겨진 우리에게 크나큰 슬픔이 되어 돌아옵니다. 당신은 그게 대다수 여인네들의 숙명이라고 너무 쉽게 말씀하시지만 그렇기에 더더욱 우린 그런 애처로운 현실에 울고 싶어집니다.

당신은 아주 많은 사랑을 베풀었지만 정작 당신을 사랑하는 법을 모르셨습니다. 당신의 꿈을 키우길 거부하시면서까지 당신은 오로지 지아비와 자식들만을 사랑하셨습니다. 당신을 드러내시기보다 하루 빨리 잊혀지기만을 바라십니다.

이것이 진정 이 나라 여인네들의 운명이라면 그건 정말 참지 못할 슬픔입니다. 강요된 사랑이고 벗어던져야 할 굴레입니다.

여인들이 자신을 귀히 알 수 있는 그런 사회를 물려 주어야 합니다. 우리의 딸들에겐 스스로 자신들을 통해 일구어낼 수 있는 보람을 물려주어야 합니다. 진정 아름다운 세상은 모두가 함께 어울려 사는 공평한 사회여야하기 때문입니다.

김 박사는 예전에 자신이 적어 두었던 병행기록을 보면서 당시에 진료했던 환자의 모습을 생생하게 떠올린다. 그리고 그 당시의 먹먹했던 감정이 솟구쳐 새삼 눈가를 적신다.

김/박/사/의/공/감/진/료/스/토/리/

CHAPTER

07

난치병 환자에게 다가가기

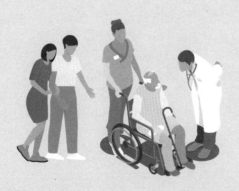

07

난치병 환자에게 다가가기

난치병 환자의 선택

현대의학은 놀라울 정도의 빠른 속도로 발전하여 왔다. 그 결과 수많은 환자들이 현대의학의 혜택을 받아 큰 위기를 잘 넘기기도 하고 수명을 연장하거나 삶의 질을 향상시키고 있다. 그럼에도 불구하고 아직까지 현대의학으로 고치기 힘든 질병들이 많이 남아 있는 것이 현실이다. 현대의학으로 치료하지 못하고 있는 질병들 중에는 감기나 비염처럼 그 정도가 가볍거나 대부분 저절로 낫는 것들도 포함된다. 이 경우 환자들은 길지 않은 기간 동안의 불편을 참고 기다린다. 크게 위축되거나 우울증에 빠지는 일은 드물다. 그러나, 간경변증, 만성 심부전증, 만성 신부전증, 루푸스, 다발성 경화증 혹은 진행성 암과 같이 아직까지 현대의학으로 완치하지 못하고 진행 속도를 늦추거나 장기간 관리하는 일이 최선인 질환들도 있다. 이 경우에는 대부분의 환자들이 질환과의 고통스런 여정을 겪게 된다. 우리는 이런 질환들을 흔히 '불치병'이라 칭한다.

그러나, 김 박사는 '불치병'이라는 말을 들을 때마다 늘 마음이 불편하다. 불과 50년 전까지 '불치병'이었던 질환들 중 얼마나 많은 질병들이 현대의학에 의해 '고칠 수 있는 병'으로 변했는지 잘 알려져 있기 때문이다. '불치병'이란 고칠 수 없는 질병을 뜻한다. 그러나, 지금 우리가 '고치지 못한다'고 표현하는 것은 단지 현재 우리 의학 지식과 기술의 수준에 비추어볼 때 그렇다는 의미가 아닐까? 앞으로 10년 혹은 50년 후에도 그 질병이 '불치병'으로 남아 있을까?

김 박사는 오랫동안 대형병원의 간클리닉에서 수많은 환자들을 진료해왔다. 그동안 간경변증의 중증도가 매우 심하여 자칫 생명을 잃을 만한 합병증들을 수시로 겪는 수많은 환자들과도 질환의 여정을 함께해왔다. 의학적으로는 그들에게 간이식수술을 서둘러 시행해야 한다. 그것만이 이러한 환자들을 위험에서 구해낼 수 있는 유일한 길이다. 그러나, 여건이 허락하지 않아서 혹은 환자 자신의 선택으로 간이식 수술을 시행하지 않고 최선의 내과적 치료를 시행하며 경과를 지켜 보아온 환자들도 적지 않다. 현대의학의 관점에서 보면 이들은 시간이 경과할수록 간세포기능이 점차 악화되고 간섬유화의 진행으로 인한 합병증이 점점 더 심해져 끝내 사망에 이를 수밖에 없다. 다시 말해, 현대의학으로는 합병증의 발생을 예방하거나 조기에 발견하여 고비를 넘겨주는 일이 최선이다. 내과적 치료를 이용하여 일단 굳어진 간에서 굳은 살을 제거하거나 간세포기능을 되돌릴 수 있는 방법이 없기 때문이다.

그런데, 이런 환자들 중에는 의사들의 예측과 달리 장기간 생존하는 사례들이 드물지 않게 관찰된다. 이들의 경우, 좀 더 자세히 임상자료들을 분석해 보면, 간세포 기능이 월등하게 호전되고 간내 섬유화 정도가 감소하였음이 확인된다. 더 이상 간이식이 불필요한 상태로 호전된 것이다. 이러한 임상 소견을 바탕으로 생각해 보면, 간경변증 환자의 간내 섬유화가 모두 불가역적인 것이 아니라, 일부 환자들의 경우, 회복 가능한 상태일 수 있다. 다시 말해, 어떤 조건이나 환경을 조성하면 진행성 간경변증 환자에서 간 속의 굳은 살을 제거하고 간기능을 향상시킬 수 있고, 그 결과로 간이식 없이 정상에 가까운 삶을 영위할 수 있을 만큼 중증 간경변증 환자를 호전시킬 수 있는 길이 존재함을 시사한다. 이런 임상 관찰을 바탕으로 김 박사를 포함한 여러 임상연구자들은 기초의학 연구팀과 함께 위에 제시한 가설을 증명하기 위한 공동연구를 시도해왔다. 그 결과, 세포와 조직을 이용한 연구에서 특정 매개물질들이 이런 과정을 매개할 가능성이 있음을 밝혀내기도 하였다. 이와 같은 연구 성과들에 비추어볼 때, 김 박사는 간경변증을 포함하여 만성적인 섬유화가 핵심인 질병들은 머지 않아 '치료 가능한 혹은 호전시킬 수 있는 질병'이 될 수 있으리라 기대하고 있다. 그렇기 때문에 김 박사는, 현대의학으로 완치할 수 없고 장기간의 관리가 최선인 질병들을 더 이상 '불치병'으로 칭하지 말자고, 대신에 '아직까지 해결하지 못하고 있는 질병'의 의미를 가진 '난치병'으로 부르자고 주장한다.

난치병 환자들은 진단에 대해 듣는 순간 대부분 우울증에 빠진다. 아니, 예기치 않게 어려움에 부딪친 경우 그 사실을 받아들이기 힘들어 하는 것은 매우 당연한 일일 것이다. 우선 믿고 싶지 않은 마음일 것이다. "아닐 거야. 믿을 수 없어……." 그 다음에는 화가 난다. 뚜렷한 대상은 없다. 그러나 몹시 화가 난다. "내가 뭘 잘못했다고? 왜 나에게만? 이건 공평하지 않아…… 나쁜 세상, 저주할 거야……" 이런 단계에선 냉정함을 잃기 쉽다. 현실에 눈을 감고 유혹에 끌리기 쉽다. 그러나, 많은 환자들은 종국에 현명한 대처를 한다. 현실을 받아들이고 그 바탕에서 최선의 선택을 한다. 나아가 시간을 귀하게 사용하고 가족, 친구 그리고 이웃들을 믿고 사랑하는 단계에까지 이르게 된다. (그림 1)

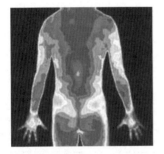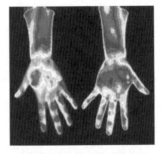

그림 1. 난치병 중 하나인 복합부위 통증 증후군 환자의 체열측정 영상소견

복합부위 통증 증후군(CRPS: Complex Regional Pain Syndrome)은 극심한 통증, 부종 그리고 피부의 변화를 수반하는 만성 질환으로 대표적인 난치병 중 하나이다. 통증의 부위를 진단하기 위해 체열측정 영상법을 사용한다. 대부분의 환자들은 힘겨운 여정 속에서도 희망을 잃지 않고 회복을 위해 최선을 다하고 있다.

그러나, 위기의 순간에 현명하지 못한 선택을 하는 이들도 적지 않다. 불의에 예기치 않은 질병을 얻었을 때, 닥친 불행에 대해 지혜롭지 않은 선택을 함으로써 의료진과 가족들의 마음을 아프게 하는 환자들도 없지 않다. 김 박사는 항상 난치병 환자들에게 당부한다. 환자들이 스스로 고통의 구렁텅이에 빠지지 않고 평안함을 얻을 수 있도록 도와주고 싶은 마음에서다. "많은 환자들을 관찰해 보면 중한 질병을 얻게 되었을 경우 환자의 선택에 따라서 환자 자신과 가족들이 끊임없는 공포와 괴로움 속에서 고통받으며 살기도 하고 질환의 여정을 평화롭게 만들어 평안함을 누리기도 합니다. 질병을 얻은 것은 불행한 일이지만 그 이상의 고통을 추가하느냐 여부는 환자 자신의 선택이 아닌가 생각됩니다. 질병은 환자 본인의 잘못 때문에 생긴 것이 아니고 가족의 탓도 아니며 의료진의 잘못은 더더구나 아니지 않습니까? 스스로를 자책하거나 가족에게 혹은 의료진에게 화를 내는 일은 아무 소득이 없을뿐더러 치료에도 악영향을 미친다는 사실을 이해해 주시기 바랍니다. 또한, 앞으로 질병과 싸워 나가야 할 주체는 다름아닌 환자 본인임을 기억해야 합니다. 환자분들께 재삼 당부드립니다. 환자들을 위해 존재하고 환자들의 치료를 위해 쉬지않고 고심하고 있는 의료진에게 신뢰와 존중을 보내주십시오. 의료진을 위해서가 아니라 원활한 소통을 위해서 그리고 궁극적으로는 환자 자신의 치료 성과를 향상시키기 위해서입니다. 그리고, 환자를 위해 언제나 격려와 후원을 보내주는 가족들에게도 감사의 마음을 표현해 주십시오. 잘 아시겠지만 그분들은 아무 보상도 없이 환자를 위해 귀중한 시간과 열정을 쏟아붓는 이들이 아니십니까?"

김 박사는 지난해 언제쯤인가 병실 회진 시간에 겪었던 일을 기억한다. 가슴이 답답하고 안타까웠던 시간이었다.

구 아무개 환자는 B형 간염바이러스로 인한 간경변증 환자다. (그림 2) 다른 병원에서 진단받은 후 보존적 치료를 받으며 지내오던 중 황달이 나타나 대형병원 간클리닉을 찾았다. 가져온 자료를 확인하고 진찰을 마친 김 박사는 이내 환자의 상태가 가볍지 않음을 알 수 있었다. 더욱이 간에 좋다고 누가 권해서 최근에 먹은 '특효약' 때문에 간기능이 악화되지 않았나 의심되었다. 김 박사는 그의 손을 잡고 눈을 마주친 채 말했다. "우선 간단한 검사를 하고 다음에 다시 만납시다. 그때 결과를 보고 앞으로 어떻게 해야할지 같이 의논합시다. 그런데, 최근에 드신 '특효약'은 들지 마시기 바랍니다." 환자와 보호자는 불안한 얼굴로 진료실 문을 나갔다.

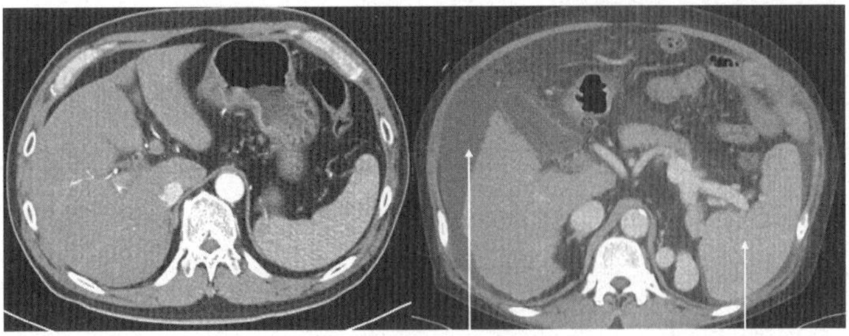

정상 간   간경변증 간

복수   비장 종대

그림 2. 정상 간과 간경변증 간의 CT 스캔 소견

장기간에 걸쳐 간세포가 파괴되고 간섬유화가 진행되면 간경변증이 발생한다. CT 스캔에서 간 표면이 울퉁불퉁하고 비장이 커진 소견 및 복수를 관찰할 수 있다. 간경변증 환자에서는 간세포기능의 감소와 문맥압항진에 의한 합병증이 나타나고 간암 발생의 위험이 높아진다.

보름쯤 지나서 환자가 다시 진료실을 방문했다. 여전히 피부가 노랗다. 검사 결과를 확인한 김 박사는 환자 곁으로 좀 더 다가간다. 그리고 조심스럽게 입을 연다. "환자분, 검사 결과를 종합해 보니 환자분께서는 B형 간염바이러스에 의한 간경변증을 가지고 계십니다. 그리고 많이 심한 상태입니다. 현재 황달도 있고 혈청 알부민치도 낮아져 있습니다. 그리고, CT 검사상 복수도 보입니다. 그동안 자주 경험하셨던 대로 앞으로도 다리가 많이 부을 겁니다. 그리고 코피도 잘 나고 양치질할 때 피도 잘 날 겁니다. 이런 증상은 간이 제대로 일을 하지 못하고 간이 많이 굳어져서 생기는 것입니다. 제 판단으로는 지금 상태에서 간기능이 회복하지 못한다면 각종 합병증들이 생겨서 생명이 위태로울 수 있습니다. 간이식 수술이 필요하다는 말씀입니다. 그러나, 최근에 환자분께서 간에 해가 될 수 있는 '특효약'을 드셨다고 하니 그것 때문에 원래보다 지금 간기능이 좀 더 악화되었을 수도 있습니다. 우선 간에 해로운 것들을 피하고 좀 더 경과를 지켜보면서 어느 정도 간기능이 회복되기를 기대해 봅시다. 그런 연후에 간이식 수술이 꼭 필요한지 여부를 판단하기로 합시다. 혹시 어느 정도 간세포기능이 회복된다면 간이식 없이 환자분의 간을 가지고 좀 더 버텨볼 수도 있을 겁니다. 우리 희망을 가지고 함께 노력해 보기로 합시다. 다시 당부드리지만, 이제부터는 조금이라도 간에 해로울 가능성이 있는 일들은 철저히 피하셔야 합니다."

그런데, 환자의 얼굴이 굳어진다. 이미 결심이 섰다는 표정이다. 애절한 아들의 두 손도 슬며시 뿌리친다. "잘 알겠습니다, 교수님. 그동안 애쓰셨습니다. 제가 얼마 더 살지 못한다는 말씀이지 않습니까? 이제 얼마 남지 않은 시간 동안 제가 하고 싶은 대로 하다가 때가 되면 죽겠습니다. 안녕히 계십시오." 환자는 더 이상 어떻게 해볼 여지도 주지 않은 채 자리를 박차고 일어나 버린다. 환자의 아들도 어색한 인사를 남기고 환자를 따른다. 김 박사는 길게 한숨을 내쉰다.

어제 외래진료 시간에 구 아무개 환자가 다시 진료실을 찾았다. 역시 아들과 함께였다. 몇 달 전 진료실에서 나갈 때 매정하게 눈길도 주지 않던 환자는 돌아와 몹시 쑥스러워했다. 그러나 많이 달라졌다. 아무도 원망하지 않았다. 자신의 어리석었음을 얘기하지도 않았다. 차분해진 표정 속에는 이제 자신의 병을 있는 그대로 받아들이겠다는 숙연함이 묻어 있었다. '특효약'을 선전하던 부풀려진 친절을, 엄청난 시련 앞에서 조급했던 가족들의 안타까운 사랑을, 갑작스러운 고난 때문에 이유 없이 퍼붓던 자신의 증오를 이제 미워하지 않는 것 같았다. 그는 이미 모든 것들을 마음속에서 녹여내고 오셨다.

그는 이제 '고약한 친구'와 겨뤄 보기로 했다. 소변이 좀 더 노래지고 기운이 좀 더 떨어졌지만 힘을 다해 겨뤄 보기로 마음먹었다. 앞으로 다시는 침착함을 잃지 않기로 했다. 세상에서 가장 은혜로울 것 같던 장사꾼들의 호언장담에 이제는 더이상 몸을 맡기지 않기로 했다. 애처로운 마음을 교묘히 이용하는 어이없는 신통력과 기적에도 이젠 마음을 쓰지 않기로 했다.

김 박사는 다시 찾아준 환자가 고맙다. 그리고, 앞으로 그에게 좋은 치료 성과가 있길 빌고 있다. 예전보다 사정이 나빠진 건 사실이지만 아직 그에겐 귀중한 무기가 있다. 치료를 견뎌낼 만한 체력이 남아있다. 황달이 심하고 복수 때문에 숨이 차지만 '특효약'을 중단하고 기다리면 간기능이 회복하여 정상에 가까운 삶을 얻을지도 모른다. 비록 그가 그만큼 회복할 수 없을지라도 그를 사랑하는 사람들의 정성이 모여 기적을 만들어 낼 수 있을지도 모른다. 의사들은 단지 위임된 최선을 다할 뿐이다. 하지만, 함께 힘을 모으다 보면 기대하지 못했던 열매를 얻을 수도 있다. 김 박사는 다시 두 손을 모은다. "그에게 축복을 내려 주소서! 이제 자신을 사랑하게 된 구 아무개 환자를 구해 주소서!"

김 박사는 오늘 기다림의 무게를 느낀다. 그게 진정한 공감이라고 생각한다. 서둘러 환자가 원하지 않는 충고를 하려고 하거나 자신을 그리고 자신의 결정을 존중하지 않는다고 화내지 말고 환자 스스로 아픔을 소화하고 도움을 청할 때까지 기다려 주는 것이 정말로 환자를 위하는 일이라고 다시금 되뇐다.

의료진의 공감

위중한 환자들이 몰려드는 대형병원에서 40년 넘도록 내과 전문의로 그리고 간전문의로 근무한 김 박사는 그동안 소위 '말기' 환자들을 많이 보아왔다. 그러나, 지금 이 순간까지 그 단어, '말기'라는 단어에는 적응하기 힘들다. 소위 '말기' 환자라는 말은 의학적으로 '환자를 위해 더 이상 해줄 것이 없다'는 의미로 이해되기 쉽다. 하지만, 어느 시점 혹은 어떤 상태의 환자라 할지라도 의학적으로 아무런 도움이 필요하지 않은 경우는 없다. 그렇기 때문에 우리는 어떤 환자에게도 '말기'라는 용어를 함부로 사용하지 말아야 한다고 생각한다. 이는, 우리 자신이 그 상태 소위 '말기' 환자가 되었다고 가정해 보면 쉽게 동의할 수 있는 일이리라.

의사는 아무리 위중한 환자를 만나더라도 그가 '말기'이기 때문에 더 이상 그에게 아무 도움도 줄 수 없다고 섣불리 판단하지 말아야 한다. '아무 도움도 필요 없는' 그런 환자는 이 세상에 존재하지 않기 때문이다. 그리고, 의사가 담당환자의 상태를 '말기'라고 판단하는 순간, 치료에 소극적이기 쉽고 환자의 괴로움과 외로움에 눈길을 주는 데 인색하기 쉽기 때문이다. 아무리 현대의학에 의해 완치나 수명연장을 기대할 수 없는 환자라 할지라도 그에게는 반드시 의사들이 도와줄 수 있는 그리고 도와주어야 하는 일이 있다. 환자는 언제까지나 어떤 상태에서나 의사와 병원의 도움을 필요로 하고 그 도움을 청할 권리를 가지고 있다. 따라서 의사들은 수명 연장이 어려운 환자라 할지라도 아니 그러한 환자에 대해서는 더욱더 따뜻한 배려와 관심을 가져야 할 것이다. 최소한 우리 의사들은 환자를 통증이나 호흡곤란의 고통으로부터 벗어나도록 도와줄 수 있지 않는가? 환자의 손을 잡아주고 따뜻한 미소를 보냄으로써 오늘밤 그가 단잠에 들 수 있도록 도와줄 수 있지 않는가? 아니면 고통 속에 있는 환자와 마음을 맞추어 그를 외롭지 않도록 만들 수는 있지 않는가? 이런 의사가 진정 **실력 있는** 의사가 아닐까? (그림 3) 환자가 의사를 '**내 편**'이라고 생각하면, 환자는 의사가 내미는 손을 잡게 마련이다. 그럼으로써 의사의 위로에 힘입어 약물의 도움 없이도 단잠을 이룰 수 있을 것이다. 의료진과 병원 그리고 자신에게 행해지는 진료를 신뢰하고 고마운 생각을 가지면, 종국에는 평화로운 마지막을 기꺼운 마음으로 맞이할 수

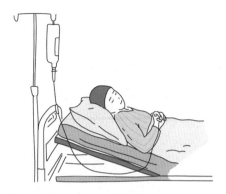

그림 3. 난치병 환자 돌보기

현대의학으로 더 이상 수명을 연장시킬 수 없는 난치병 환자들도 병원과 의료진의 도움이 절실하게 필요하다. 병원과 의료진은 그들을 심한 통증과 호흡곤란의 고통으로부터 벗어날 수 있도록 도와주어야 한다. 최소한 환자들의 손을 잡아주고 그들과 마음을 맞추어 환자들이 외롭지 않도록 도와줄 수 있어야 한다.

있는 힘도 생길 수 있을 것이다.

대부분의 의사들은 가능한 한 많은 환자들을 '고쳐주는' 의사가 되고 싶어 한다. 그것이 의사가 되려고 했던 이유이기 때문이다. 앞에서도 이야기한 바와 같이, 김 박사 역시 그런 꿈을 가지고 임상의사가 되었다. 그러나 현실은 그가 생각했던 이상과 크게 달랐다. 김 박사는 임상의사로서 열심히 일했지만, 대부분의 환자들 특히 난치병을 가지고 있는 환자들의 문제는 약간 개선되었거나 오히려 악화되기도 했다. 김 박사는 의사로서의 역할에 회의가 들었다. 그리고, 그런 생각이 밀려올 때마다 진료하기 싫다는 생각이 들기도 하고 환자 돌보기를 소홀히하게 되었다. 김 박사는 끝내 이런 자괴감과 우울증이 자신의 욕심에서 시작되었다는 사실을 깨

닿게 된다. 세상의 모든 이들의 고통을 김 박사 자신이 모두 감당하겠다는 욕심, 의학이 환자의 문제들을 완전하게 '해결'할 수 있으리라는 잘못된 믿음 그리고 모든 환자와 보호자들을 만족시키겠다는 자만심이 스스로를 묶어버렸다는 사실을 깨닫는다. 그리고, 이런 자만심이 종국에는 임상의사로서 자신이 환자들에게 해줄 수 있는 수 일들을 게을리하게 만들고 진료실에서 최선을 다할 수 없도록 만든다는 사실도 알게 된다. 김 박사는 환자들을 **돌보는** 것이 자신에게 주어진 역할임을 깨닫는다. 특히 현대의학의 한계를 인정할 수밖에 없는 경우, 난치병 환자들을 도와주는 경우에는 더더욱 겸손할 필요가 있다고 느낀다. 최선을 다해 환자들을 돌보는 일에 게으르지 말자고 결심하기에 이른다. 자신에게 도움을 청하는 어떤 환자도 뿌리치지 말자고 다짐한다. 특히 난치병 환자들에 대해 스스로 섣불리 판단하여 그들을 도울 방법이 없다거나 그들을 도와줄 필요가 없다고 지레짐작하지 말자고 결심한다.

김 박사는 엊그제 겪은 일을 기억하고 헛웃음을 짓는다.

멀쑥한 차림의 신사가 진료실에 찾아왔다. 그 옆엔 중년의 부인이 함께 있었다. 몇 달째 중한 병으로 고통받고 있는 나이 드신 환자의 가까운 가족들이다. 신사는 물었다. 환자를 살려낼 수 있느냐고 따지듯이 물었다. 어차피 회복하지 못할 거라면 그냥 집으로 모시겠다고 말했다. 산 사람은 살아야 하지 않겠느냐고 한다. 이젠 더 이상 돌봐 드릴 식구가 없다고 한다.

김 박사는 방금 둘러보고 온 환자의 얼굴이 머릿속에 생생하게 떠올랐다. 환자는 어젯밤에도 계속되는 기침 때문에 뒤척이며 숨을 골라야 했다. 이미 폐에까지 번진 종양이 그를 괴롭힌 것이다. 그가 완치될 가능성은 거의 없다. 적어도 의학적 상식으로는 그렇다. 그는 끝내 가족 그리고 세상과 이별해야 할 것이다. 그러나 신사의 다그침은 몹시 안타깝다. 그렇다. 우리 의사들은 그가 과연 병을 이겨낼 수 있을지 잘 모른다. 그에게 남겨진 시간도 정확하게 모른다. 사실이 그럴진대, 환자를 살려내라는 이야기는, 환자를 살려낼 수 있느냐는 다그침은 의사들에게 너무 지나치고 가혹한 요구이다. 아마 그건 이미 의사들의 몫이 아닐지 모른다.

김 박사는 생각을 정리한다. 의료진과 병원 그리고 환자의 보호자들은 생각을 환자에게 집중해야 한다고. 환자는, 난치병으로 고통받는 환자는 지금 괴롭고 외롭다. 아픔과 숨막힘으로 날밤을 지새우고 있다. 차라리 어서 모진 목숨이 끊어지길 바라고 있을지도 모른다. 그는 아픔보다 더 큰 공포와 외로움을 겪고 있을 것이다. 그에겐 도움이 절실히 필요하다. 쓰다듬고 감싸드릴 상처들이 깊다. 그리고 병원에선 최소한 참기 힘든 그의 고통을 덜어드릴 수 있다. '살아있는 이' 그리고 '살아가야 하는 이'의 편리는 잠시 유보돼야 한다. 우린 모두 아픈 이의 편에서 생각을 정돈해야 한다.

김 박사는 가족들과 내일 아침에 다시 의논하기로 한다. 부디 환자의 고통을 덜어 드리기로 가족들이 결정했으면 좋겠다고 생각한다. 환자가 병원을 떠나며 무거운 공포 속에서 고통받는 일이 벌어지지 않았으면 좋겠다고 생각한다.

현대의학의 관점에서 더 이상 생명을 연장할 수 없는 난치병 환자들을 돌보는 데 있어서 환자 그리고 보호자들과의 공감과 소통은 진료 현장에서 아무리 강조해도 지나치지 않다. 난치병 환자와 보호자들은 한없는 슬픔과 절망감 그리고 헤어날 수 없는 공포와 괴로움에 빠져있게 마련이기 때문이다. 더욱이 닥친 불행이 본인의 '죗값'이라고 생각하는 환자라면 끝없는 우울증의 함정에서 빠져나오기 힘들다. 아무에게도 마음을 열지 않으려 하고 아무에게도 도움을 청하려 하지 않는다. 그 결과 이중 삼중의 고통을 오로지 홀로 감당하는 안타까운 모습을 보인다. 찾아온 불행을 받아들이지 못하여 만나는 사람 누구에게나 닥치는 대로 '화풀이'하는 환자들도 있다. 그들에게 세상은 그저 원망의 대상이다. 이런 환자들 역시 마음이 몹시 시끄럽다. 잠시도 평화로울 수 없다. 이들에게는 특히 병원, 의료진 그리고 모든 진료가 불만의 대상이기 십상이다. 이런 경우, 의사, 간호사를 비롯한 의료진은 그들이 내면 깊숙한 곳에서부터 울부짖는 소리에 귀 기울일 필요가 있다. 그들과 함께 체온을 나눌 수 있어야 한다. 그들의 문제를 완전히 해결할 수 없다고 하더라도 그들의 목소리에 마음을 맞추고 그들의 두 손을 맞잡아주는 것만으로도 그들이 가진 마음의 상처는 상당 부분 치유되고 환자들이 평안함을 느낄 수 있을 것이다.

김 박사는 그동안 수많은 난치병 환자들과 질환의 여정을 함께 해왔다. 그는 언제나 현대의학의 최신지식과 기술을 총동원하여 환자들에게 조금이라도 시간을 더 벌어주고 불편을 덜어주기 위해 최선을 다한다. 그러나 안타깝게도 김 박사의 의학적 노력이 더 이상 환자에게 아무런 도움도 줄 수 없는 시간을 불가피하게 맞게 되곤 한다. 이럴 때마다 김 박사는 환자의 두 손을 잡고 눈으로 말한다. "약속하리다. 당신의 마지막 모습이 더 이상 흐트러지지 않도록, 당신의 얼굴이 그늘져 가족들을 아프게 하지 않도록, 당신 어깨의 당당함이 끝까지 남겨진 이들의 가슴에 영원히 남을 수 있도록 힘을 다하여 제가 지켜드리리다. 굳게 약속하리다. 당신이 그토록 지키고 싶어 했던 좋은 뜻과 가족 사랑이 오롯이 오랫동안 남겨질 수 있도록 당신을 반듯하게 제가 지켜드리리다." 그리고 기도한다. 환자의 마음에 평화가 깃들기를……

환자와 가족의 사랑

누구든지 갑자기 심각한 질병을 얻게 되면 앞으로 닥칠 고통을 떠올리며 불안하고 우울해지게 마련이다. 이유 없이 화를 내기도 하고 눈물을 흘리기도 한다. 때로는 사랑하는 가족들에 대한 먹먹한 감정에 빠지기도 한다. 환자에 따라 침묵으로 불안을 표현하기도 하고, 난폭한 행동으로 비명을 지르기도 하며, 주위 사람들과의 관계를 모두 끊어 버리기도 한다. 그러나 시간이 경과함에 따라 대부분의 환자들은 자신들이 처한 상황을 받아들이면서 점차 참을 수 없는 고통에서 벗어난다. 이러한 성공적 극복과정에 필수적인 요소가 바로 환자와 가족 간의 원만한 관계 그리고 사랑이다.

김 박사의 머릿속에 어제 병실 회진 시간에 만났던 황 아무개 환자가 떠오른다. 처음에는 환자를 설득할 수 없음에 가슴이 답답하기도 했으나 가족들의 아름답고 감동적인 사랑을 보고 마음이 훈훈해졌던 시간이었다.

황 아무개 환자는 B형 간염바이러스로 인한 간경변증 환자다.

종종 부종과 복수로 불편을 겪고 있으나 저염식을 포함한 내과 치료를 하며 비교적 잘 지내고 있다. 올해 여든을 넘겼지만 체력이나 다른 장기의 기능은 양호한 편이다. 그런데, 최근에 시행한 정기 검사에서 간내 종괴가 발견되어 정기검사를 위해 닷새 전에 입원했다. 김 박사는 어제 회진 시간에 환자와 가족들에게 검사 결과를 설명하고 앞으로의 치료 계획에 대해 의논했다. "황 아무개 님, 검사 중에 어려운 일은 없었습니까? 병실에서 주무시는 데 불편은 없었습니까?" 김 박사는 환자의 긴장을 풀어줄 겸 먼저 주위를 환기시킨다. 환자가 긴장한 얼굴로 답한다. "모두 잘 해주셔서 큰 불편은 없었습니다. 배가 고픈 걸 참는 게 제일 어려웠습니다." "다행입니다. 큰 불편이 없으셨다니…… 우리 박 선생이 환자분의 검사를 서둘러 끝내 드리기 위해 노력하느라고 금식 시간이 좀 길었던 것 같습니다. 이해해 주시기 바랍니다. 박 선생이 검사를 서둘러 주어서 결과가 빨리 나왔습니다. 그 결과를 종합해서 지금 환자분과 가족들에게 자세히 설명드리고 앞으로의 치료에 대해 의논할까 합니다."

환자와 가족들이 긴장한다. 김 박사는 그들과 눈을 한 번 더 맞춘 후 말을 잇는다. "환자분께서는 B형 간염바이러스에 의한 간경변증을 앓고 계십니다. 잘 아시는 대로 간경변증 환자들은 일반인들에 비해 간암이 생길 가능성이 100배 이상 높습니다. 물론 누구에게나 다 간암이 생기는 것은 아닙니다. 환자분께서는 지난 십수년 동안 특별한 증상 없이 간경변증을 잘 관리해 오셨습니다. 그리고 그동안 간암이 생기지 않았는지 확인하는 정기검사에서 큰 이상소견이 나타나지 않았습니다. 그런데, 지난 외래진료 때 제가 환자분께 사진으로 보여드린 대로, 간 속에서 종괴 두 개가 발견되었습니다. 입원해서 검사해보니 그것들은 모두 악성 종양입니다. 어렵더라도 열심히 치료를 받으셔야 할 것 같습니다." 환자는 '짐작한 대로'라는 표정이지만 실망한 내색이 역력하다. "검사 결과 종양의 크기는 비교적 작고, 현재 종양이 간 밖으로 퍼진 증거도 없습니다. 그러나 종양이 다발성이고 기저 간의 간경변증의 중증도도 가볍지 않기 때문에 간절제술로 종양을 제거하는 것은 바람직하지 않을 것 같습니다. 간절제술로 두 군데의 종양과 주위 간조직 일부를 함께 제거한다면 수술 후 간기능이 부족할 것으로 예측되기 때문에 이로 인한 합병증을 겪을 가능성이 높습니다. 대신에 내과적으로 치료하시기를 권합니다. 우선 화학색전술을 권합니다. 간으로 가는 동맥을 통해 종양에 약물을 투여하고 종양으로 가는 혈류를 차단함으로써 이중으로 종양세포를 죽이는 치료법입니다."

환자가 입을 다문다. 그리고, 살짝 옆으로 돌아 앉는다. 김 박사는 좀 더 다가가 환자를 설득한다. "물론 어려운 치료이고 그 효과도 환자마다 다를 수 있습니다만 우리 함께 열심히 노력해보기로 하시지요. 이 치료를 시작하기 위해서는 환자분의 동의가 반드시 필요합니다. 지금 제가 드리는 설명을 충분히 이해하고 동의해 주시길 권하고 있습니다. 혹시 이해되지 않는 부분이 있으시면 지금 제게 물어봐 주십시오." 황 아무개 환자가 정색을 하며 대답한다. "교수님, 그동안 많이 수고하셨습니다. 저를 위해 애쓰신 것을 제가 잘 압니다. 그리고 감사하게 생각합니다. 그런데, 제 나이가 이제 여든을 넘겼습니다. 이제 무슨 욕심이 더 있겠습니까? 간암이 생겼다고 하니 그대로 받아들이는 것이 좋겠다고 생각합니다. 많은 비용을 들이고 자식들 고생시켜가며 얼마 더 산다고 한들 그게 무슨 의미가 있겠습니까?" 환자는 차분하게 그리고 단호하게 말하고는 더 이상 입을 열지 않는다.

김 박사는 한 번 더 환자에게 말을 건넨다. "무슨 말씀인지는 잘 알겠습니다. 그러나, 간암으로 진단받으셨다고 지레 모든 것을 포기할 일은 아니라고 생각합니다. 현재 진단한 간암 종괴는 단 두 개뿐이고, 간 밖으로 퍼지지 않았습니다. 그리고, 간기능도 화학색전술을 견딜 수 있습니다. 치료를 받고 잘 회복하신다면 좋은 결과를 얻을 수도 있습니다. 현대의학을 믿고 최선을 다하시는 것이 옳지 않을까요? 자식들의 입장에서 최선의 노력을 다해 보지도 못하고 아버지를 떠나 보내면 얼마나 많이 그리고 오랫동안 마음이 아플까요? 환자분을 위해서도, 사랑하는 가족들을 생각해서라도 우선 최선의 치료를 다해보겠다고 결심해 주시면 안 될까요?" 환자는 미동도 하지 않는다. 오히려 결심이 굳어졌다는 얼굴이다.

요지부동인 환자의 마음을 움직인 건 수줍게 한 켠을 지키던 막내딸이었다. (그림 4) 그녀는 눈가를 촉촉히 적신 채로 표정 없는 환자에게 다가와 사랑하는 아버지의 두 손을 감싸 쥐었다. 그리고, 하나뿐인 보물을 다루는 정성으로, 도움을 적절히 청할 줄 아는 현명함으로, 서두르지 않는 침착함으로, 긴 시간을 인내할 줄 아는 한결같음으로, 주위 사람들을 배려하는 따스함으로 서서히 아버지의 마음을 녹여 내었다.

팔순을 넘긴 환자는 지금 어려운 치료를 잘 이겨내고 계신다. 귀한 시간을 아끼며 사랑스러운 가족들과 함께 즐겁게 살고 계신다. 이제는 고통스러운 여정을 견딜 만하다고 생각하고 계신다.

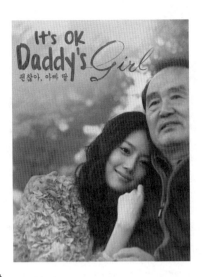

그림 4. 아빠와 딸

막내딸은 눈가를 촉촉히 적신 채로 표정 없는 환자에게 다가와 사랑하는 아버지의 두 손을 감싸 쥐었다. 그리고 끝내 그의 마음을 서서히 녹여내었다.

질병과의 평화로운 동행에 성공한 환자와 가족들이 가지고 있는 공통된 특징은 **사랑**이다. 환자를 향한 가족들의 사랑은 환자가 질환 상황을 긍정적으로 받아들일 수 있도록 하는 데 가장 큰 힘이 된다. 이런 과정을 통해 어려운 질병에 성공적으로 대처하여 **질병과 친구가 된** 환자들은 자신들의 생활에 감사하며 모든 일에 긍정적인 생각을 가지게 된다. 또한, 이러한 가족들의 사랑은 다시 환자의 가족을 향한 고귀한 사랑으로 되돌아 온다. 환자들은 자신들에게 헌신적인 사랑을 보여준 가족과 돌보미들에게 감사하는 마음을 가지게 된다. 자신들의 치료에 최선을 다해준 의료진 그리고 병원과도 쉽게 친구가 되고, 끝내는 사회에 사랑을 전하는 역할을 기꺼이 담당하겠다고 결심한다.

그러나, 여기에서 우리가 잊지 말아야 할 중요한 일이 있다. 가족의 사랑이 지나쳐 환자에게 불필요한 간섭으로 느껴져서는 안된다는 사실이다. 난치병 환자의 가족들 중 적지 않은 사람들이 지나칠 정도의 '사랑'을 표현한다. 진료실에서 고함을 치거나 자기주장만을 강하게 표현함으로써 원만한 환자-의사 관계에 악영향을 미치게 하거나 진료에 관한 차분한 논의를 방해하기도 한다. 혹은, 합리적이지 않은 치료나 소위 '특효약'의 유혹에 빠지도록 환자를 잘못 이끌기도 한다.

난치병 환자의 가족들도 환자만큼이나 말로 다 표현할 수 없을 정도의 고통을 겪는다. 그들은 일상생활의 붕괴와 함께 사회활동의 불균형을 경험하게 된다. 그 결과, 환자의 가족들이 불안과 우울을 경험하는 경우가 적지 않다. 그리고, 이와 같이 환자 가족들이 겪는 불안과 우울은 환자들의 정신건강은 물론 환자들에게 제공하는 돌봄의 질에도 부정적인 영향을 미칠 수 있어서 종국에는 환자와 가족 모두의 삶의 질을 낮추는 결과를 초래할 수 있다. 그러므로, 질환과의 여정에서 환자와 가족 간의 사랑은 일방적이기보다 상호 간에 양방향적이어야 할 것이다.

아버지

당신의 묘비 앞에 섰습니다
혹여나 하고 다시 왔습니다

20년 전 제게 보여 주셨던
당신의 미소

다가갈 수도 외면할 수도 없는
인색해서 더 간직하고 싶은
서먹하고 어색한 당신의 미소
그 미소가 아련합니다.

아버지
오늘 한 번
딱 한 번만 더
그 미소를 제게
보여주지 않으시렵니까?

CHAPTER

08

환자와 마음 나누기

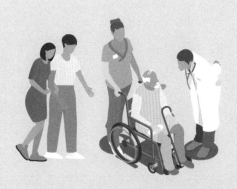

08

환자와 마음 나누기

진료실은 환자가 자신이 가지고 있는 의학적인 문제들을 효율적으로 해결하기 위해 전문가인 의사를 만나는 장소이다. 그러므로 진료실에서는 진료의 성과를 극대화하여 궁극적으로 환자에게 이익을 줄 수 있어야 한다. 그러나 진료실을 찾는 모든 환자들이 늘 만족스러운 결과를 얻는 것은 아니다. 진료실을 찾는 환자들을 오랫동안 관찰해 보면, 환자-의사 간에 소통이 얼마나 긴밀하게 이루어지는지에 따라 진료의 성과가 크게 달라진다는 사실을 어렵지 않게 알아낼 수 있다. 그러므로, 진료실에서 최상의 성과를 얻어내기 위해서는 임상의사들이 환자들의 고통에 공감하고 환자들이 마음을 열고 다가올 수 있게 하는 임상기술을 갖추는 일이 필수적이다. (그림 1)

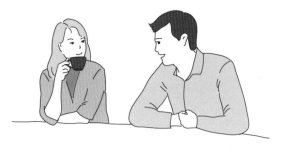

그림 1. 의사소통

원하는 진료성과를 얻기 위해서는 환자-의사 간 원활한 의사소통이 필수적이다. 임상의사들은 누구나 환자와 가족들과의 소통능력을 함양하는 데 게을리하지 말아야 한다.

적극적 청취

인간관계의 중요성이 강조되는 현대 사회에서는 원만한 사회생활을 위해 소통능력을 갖추는 일이 매우 중요하다. 특히 어려움에 처했거나 갈등을 겪고 있을 때에는 당사자 간의 원만한 의사소통이 문제를 해결하는 데 매우 중요한 열쇠가 된다.

지금까지 수많은 전문가들이 원만한 의사소통을 위한 기술들을 제시해 왔다. 김 박사는 이와 같이 다양한 의사소통 기술들 중에서 **적극적 청취**가 가장 중요하고 필수적인 것이라고 강조한다. 특히 환자의 문제를 함께 해결하려고 하는 의료진이 위기의 순간에 심각한 의학적 문제를 가지고 도움을 청하는 환자를 맞는 진료실에서는 무엇보다도 의료진의 적극적 청취 능력이 절실히 요구된다. 다시 말해, 환자의 어려움에 공감하고 함께 어려움을 헤쳐 나가고자 하는 의지와 환자 편에서 생각하고 판단하려는 자세가 우선되어야 한다.

의사소통 기술들 중 적극적인 청취 기술이 매우 중요하다는 것은 테일러 교수가 여러 가지 의사소통 기술들 중에서 제일 앞에 적극적 청취를 제시한 것을 보아도 짐작할 수 있다. (표 1) 훌륭한 청취자가 되는 것이 좋은 의사소통자가 되는 가장 핵심적인 비결이기 때문이다. 그러므로, 환자와의 의사소통이 절실한 임상의사들은 적극적인 듣기 기술을 습득하기 위해 끊임없는 연습을 해야 할 것이다. 다른 사람이 말하는 것에 세심한 주의를 기울이고, 명확한 질문을 하며, 그 사람이 말하려고 하는 바를 분명하게 확인하는 것, 그것이 바로 적극적 청취이다.

표 1. 효과적인 의사소통 기술과 의사소통을 방해하는 장애물

효과적인 의사소통 기술
1. 적극적 청취(Active listening)
2. 비언어적 의사소통(Non-verbal communication)
3. 질문하기(Asking questions)
4. 분명하고 간결하게 말하기(Being clear and succinct)
5. 확인과 요약(Clarifying and Summarizing)
6. 공감적 관계(Being Empathetic)
7. 반응하기(Providing Feedback)
8. 신뢰관계(Developing Trust and Rapport)
9. 함께하기(Being present)
의사소통을 방해하는 장애물
1. 타인에 대한 판단(Judging the other person)
2. 상대방에게 무관심(Not paying attention to the person you are talking to)
3. 전문용어 사용(Using technical language)
4. 해결책이나 원하지 않은 충고(Giving solution or unwanted advice)
5. 타인의 관심사 회피하기(Avoiding the concerns of others)

(Taylor J, 2015)

이탈리아의 이야기의학자 마리니 박사 역시 소통에서 적극적 청취가 가지는 중요성에 대해 강조한다. 마리니 박사는 청취, 특히 마음이 약한 환자들의 이야기를 듣는 일 혹은 위중한 질병으로 진단된 충격에서 방금 회복한 사람들로부터 듣는 일에는 진정성이 있어야 하고 깊이가 있어야 한다고 말한다. 그리고, 그리스 신화의 오디세우스가 고향으로 돌아가기 전에, 즉 이전의 삶으로 돌아가기 전에 이야기를 통해 자신이 누구인지를 깨닫게 되는 과정을 회복 과정에 비유한다. "오디세우스는 초조하게 고향으로 돌아갈 방법을 알아내고 싶어 했다(상태가 나아질 약 처방을 받아 병이 생기기 이전의 삶으로 돌아가고자 하는 환자처럼). 하지만 그는 그때 처방을 받을 준비가 되어 있지 않았다. 실마리를 풀기 시작한 것은 이야기꾼이었다. 오디세우스는 과거에 대한 이야기를 시작했다. 그는 자신의 이야기를 통해 자신의 문제가 무엇인지 알아차리게 된다. 피에이션 사람들은 단지 적절하게 질문하는 사람들이다. 죄의식에 사로잡힌 그의 느낌들, 슬픔, 소망 그리고 희망을 감싸 안아주는 사람들이다. 이야기를 하면서 오디세우스는 자신의 잘잘못을 알아차리게 되고, 왜 고향에 가야하는지에 대해 깨닫게 된다."(Marini MG 저, 정영화·이경란 역, 『이야기로 푸는 의학』, 2020) (그림 2)

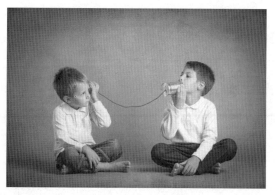

그림 2. 적극적 청취

환자의 문제를 함께 해결하려고 하는 의료진이 위기의 순간에 심각한 의학적
문제를 가지고 도움을 청하는 환자를 맞는 진료실에서는 무엇보다도 의료진
의 적극적 청취 능력이 절실히 요구된다.

제1장의 긴박한 상황으로 되돌아가 보자. 가족들은 매우 격앙된
상태이다. 치료의 과정이나 성과에 만족하지 못하는 것이 갈등의
가장 큰 원인일 것이다. 그러나, 좀 더 깊이 그 원인을 분석해 보
면, 가족들이 생각하는 불만족의 기저에는 다른 이유도 있을 수
있다. 장기간 김 박사가 환자를 위해 최선을 다해 왔음을 가족들
도 다 알고 있다. 그러나 사랑하는 가족을 잃은 상황에서는 누구
라도 가만히 있기가 어렵다. 어디에라도 울부짖고 싶은 심정일 것
이다. 사랑하는 가족을 보내며 마음속에 스며드는 슬픔, 괴로움,
허전함 그리고 자책감이 가족들을 가만히 있도록 내버려 두지 않
았을 것이다. 가족들은, 무슨 잘못에 대해 탓하기보다, 복잡한 감
정들이 소용돌이치는 위기의 상황에서 자신들의 허전한 마음을 조
금이라도 표현하고, 이해받고, 위로받고 싶었을 것이다. 이러한 마

음들이 모여서 가족들은 울부짖고 따지고 눈물을 흘리는 것이다.

이런 상황에서 격앙된 가족들을 대하는 의료진이 과학을 들이대고 이성을 요구하며 논리로 맞대응해야 할까? 김 박사는 우선 가족들의 항의를 한동안 들어주었다. 그냥 들어주는 것이 아니라 그들의 감정을 함께 느끼고자 애썼다. 가족들이 이야기할 수 있도록 충분한 시간을 할애해 줄 뿐만 아니라, 필요한 경우 눈을 맞추고 말을 멈추는 '침묵의 대화' 시간을 가졌다. 진심으로 소통하는 데는 10초 아니 5초면 충분했다. 마음을 맞추고 울분을 공감으로 바꾸는 데 5초면 충분했다.

김 박사는 지난번 외래 진료에서 만났던 김 아무개 환자를 기억한다.

그녀는 10여 년을 넘기는 질환과의 여정에 몹시 지쳐 있다. 그녀는 지금 만성 B형 간염으로 정기검사를 받고 있는 중이다. 다행히 항바이러스제를 복용하면서 B형 간염은 안정되어 있다. 그러나, 좀처럼 조절되지 않는 과체중 때문에 간염 수치가 정상으로 돌아오지 않는 것이다. 음식조절과 운동을 처방받았지만 그것을 실천하는 일이 말처럼 그렇게 쉬운 일이 아니다.

김 아무개 환자는 이번에 굳은 결심을 하였다. 음식조절을 철저히 하고 운동도 열심히 하였다. 그렇게 좋아하던 설탕을 끊었고 빵 한 조각도 먹지 않았다. 그리고, 매일 두 시간 이상씩 이를 악물고 걸었다. 그 결과 석 달 만에 체중 5kg을 감량했다. 의기양양한 얼굴로 진료실 문을 연 그녀는 김 박사에게 다가서며 의자에 앉기도 전에 높은 톤으로 말한다. "교수님, 저 죽는 줄 알았어요.

그 맛있는 **빵** 한 조각도 못 먹었어요. 설탕 없는 커피를 마시는 게 얼마나 힘든 줄 아세요, 교수님?" 김 박사는 키보드에서 얼른 손을 떼고 맞받는다. "아이고, 저런! 정말 힘들었겠네요. 그래도 열심히 한 보람이 있을 겁니다." 환자는 한 번 더 자랑하고 싶어진다. "교수님, 지난 석 달 동안은 정말 열심히 걸었어요. 매일 두 시간씩 걸었어요. 오늘 체중을 재보니 5키로나 줄었어요. 검사 결과가 많이 좋아졌지요?" 환자가 칭찬을 재촉한다. 김 박사는 곧바로 답해 준다. "네, 그렇습니다. 검사 결과가 많이 좋아졌습니다. 지난번에 간수치가 80이었는데 오늘은 35로 정상이 되었습니다. 정말 잘 하셨습니다. 많은 환자들이 같은 고민을 하지만 실천하기가 그렇게 쉽지는 않습니다. 환자분께서는 정말 열심히 잘 하신 겁니다. 앞으로는 체중이 더 이상 늘지 않도록 그렇게만 노력하시면 됩니다. 잘 하셨습니다. 그리고, 축하드립니다."

환자와의 원활한 소통을 위해서는 무엇보다 공감이 필수적이다. 김 박사는 이런 순간에 '아이고, 저런!'이라는 감탄사를 자주 사용한다. 남녀노소 대부분의 환자들이 이 말을 들으면 만족해한다. 마음이 무거운 환자에게는 칭찬과 격려가 필요하다. 의료진보다 더 연로한 환자도 마찬가지다. 어쩌면 건강하신 우리의 부모님도 칭찬과 격려를 기다리고 계신지 모른다. 칭찬과 격려는 환자-의사 간 소통을 원활히 할 뿐만 아니라 환자로 하여금 의사의 처방을 잘 시행하도록 지지하고 응원함으로써 치료 성과를 극대화할 수 있을 것이다. 김 박사는 늘 생각해 왔다. 진료과정에서 의료진들이 잘된 것은 모두 **환자 덕분**으로 돌리고 잘못된 것은 의료진 자신의 탓으로 하겠다고 마음먹는다면, 환자들과 좀 더 격의 없는 대화를 나눌 수 있고 끝내 환자의 치료 성과를 높일 수 있을 것이라고 늘 믿어 왔다.

언어의 마술

우리는 일상에서 종종 '호감이 가는 사람', '함께 있으면 기분이 좋아지는 사람', '헤어지면 다시 만나고 싶은 사람' 등 긍정 에너지를 발산하는 이들을 만난다. 이런 사람을 만나고 나면 왠지 기분이 상쾌하고 좋은 일이 생길 것 같은 느낌을 받는다. 이런 사람들을 좀 더 분석해 보면 대부분 소통 능력이 뛰어난 이들이다.

　의사소통 기술에서 빠뜨릴 수 없는 것이 언어적 소통기술이다. 테일러 교수가 지적한 바와 같이, 원활한 의사소통을 위해서는 대화하는 동안 확인과 요약 그리고 적절한 질문과 반응을 잊지 말아야 한다. 또한, 분명하고 간결하게 말하고 공감적으로 대화하는 기술 역시 원만한 소통을 위해 필수적이다. 반면에, 상대방의 얘기나 관심사를 무시하고 일방적으로 자신의 이야기만을 자신의 언어로 이끌어 간다거나, 상대에 대해 선입견을 가지고 상대가 원하지 않는 것들에 대해 충고를 하는 일은 소통에 장애가 될 수 있다. (표 1)

　김 박사는 얼마 전에 재방영된 <전원일기> 드라마가 머릿속에 떠올랐다. 1988년에 처음 방영된 「젊어서 고생」 편이었다. 김 회장 댁 막내딸이 남편과 함께 목장을 만들어가며 겪는 갈등을 그리는 이야기이다. 김 회장의 막내딸은 목장을 만들기 위해 소를 키워가면서 예기치 않게 부딪치는 온갖 난관과 어려움에 힘들어하는 남편을 보며 마음이 복잡하고 위로가 필요하다. 소값은 떨어지고 비료값은 오르고 융자는 늘어가고 값싼 수입고기는 밀려오고…… 더 이상 미래가 없을 것 같은 현실이 무섭다. 혼자서 헤쳐나가기엔 너무 힘들다. 막내딸은 혼자 친정을 찾는다. 거기엔 부모님이 계시고 고향이 있다. 위로를 받기에 가장 적절한 장소일 것이다. 그러나, 확신은 없다. 불안을 숨기고 찾은 고향에는 어머니가 계셨다.

막내딸은 끝내 엄마 손을 잡고 얘기한다. "엄마, 키우던 소들이 병들어 지난 며칠 동안 정말로 힘들었는데, 그보다 더 힘들었던 건 그동안 세상 돌아가는 일에 화도 내고 소리를 지르면서도 정말 열심히 일하던 그이가 요즘엔 그냥 풀이 죽어 앉아만 있는 거예요. 이러다가는 무슨 일이 일어날 것만 같아요. 어떻게 하는 게 좋은 건지 알 수 없어 안절부절못하다가 여기에 왔는데…… 엄마, 여기 오길 정말로 잘 한 것 같아요. 엄마한테 털어 놓으니 이제 마음이 편해졌어요." 엄마의 눈이 애절하다. "그래, 이것아. 정말 잘 했다, 잘 왔어. 그동안 얼마나 힘들었니?" 엄마는 막내딸을 감싸 안으며 애잔한 표정을 짓는다. "살다 보면 잘될 때도 있고 어려울 때도 있는 거란다. 앞으로 네가 제일 잘 살 거다." 어깨를 토닥거려준다.

엄마가 막내딸과 소통하는 장면에 김 박사는 새삼스럽게 감동한다. 엄마는 막내딸의 감정에 몰입되어 있다. 막내딸의 마음에 공감할 뿐 아니라 느끼고 있는 깊은 공감을 간결하고 정확하게 전달하고 있다. 그리고, 막내딸에게 칭찬과 격려를 덧붙임으로써 막내딸의 마음을 크게 위로하고 있다. 이러한 과정을 통해 막내딸은 힘을 내어 살아갈 동력을 얻을 것이고 앞으로 닥칠 고통에 부딪쳐 이겨낼 수 있는 잠재력을 축적할 수 있을 것이다.

드라마는 이어진다. 막내딸과 아내의 고통을 눈치챈 김 회장이 사위를 찾아간다. 사위는 예기치 않게 찾아준 장인을 반갑게 맞는다. 마주한 자리에서 김 회장은 사위에게 말한다. 오랜 시간 고민한 얘기를 꺼낸다. "이보게, 유 서방. 자네가 요즘 많이 힘들다고 들었네. 생각한 대로 되지 않아 고민이 많을 줄 아네. 그렇지, 만사가 생각한 대로 되지는 않는 걸세. 그래, 내 생각에는 자네가 이 일을 그만 접었으면 좋겠네. 자넨 아직 젊으니 어떤 일이든지 하려고만 하면 다 할 수 있고 잘 해낼 거라고 믿네." 사위는 깜짝 놀라며 답한다. "장인 어른! 장인 어른께서 그렇게 말씀하실 줄은 정말 몰랐습니다. 장인 어른께서는 제가 하는 일을 언제나 응원해주지 않으셨습니까? 지금 사정이 어려운 것은 사실입니다만 저는 정말 잘 해낼 수 있습니다. 좀 기다려 주시면 안 되겠습니까?" 김 회장의 얼굴에 당황한 기색이 역력하다.

척박한 농촌에서 큰 어른의 역할을 담당하고 있는 김 회장의 소통능력 부족이 잠깐 드러나는 대목이다. 이 장면에서 김 회장의 소통능력에는 아쉬움이 있다. 김 회장의 가족사랑, 사위사랑에 대해서는 의심할 여지가 없다. 김 회장은 사위와 막내딸이 힘들어하는 모습이 못내 안쓰럽기만 하다. 그들이 속히 편안하고 행복한 삶을 영위하길 김 회장은 누구보다 간절히 바라고 있다. 그러나, 김 회장은 지금 사위와의 소통에 있어서 현명하지 못한 모습을 보이고 있다.

김 회장은 지금 사위가 어떤 심정일 것이라고 스스로 속단하고 있다. 그러나, 인간관계에서 이런 속단은 가능한 한 피해야 한다. 각자의 생각에 따라 그리고 처한 입장에 따라 동일한 사안도 다르게 받아들여질 수 있다. 판단과 가치관에 따라 처한 상황을 다르게 받아들일 수 있다. 그런 것들을 모두 제쳐두고 미리 선입견을 가지고 상대를 판단하는 일은 원만한 소통을 방해할 수 있다.

김 회장은 사위에게 충고를 하고 있다. 그가 진정 그것을 원한다면 연륜이 풍부한 김 회장의 충고는 보약이 될 수 있다. 하지만 김 회장은 사위가 무엇을 원하는지 물어보지도 않고 어떤 마음인지 살펴보지도 않은 채 그가 원하지도 않는 충고를 먼저 나서서 하고 있다. 그래서 그의 충고는 하는 사람에게도 듣는 사람에게도 도움이 되지 않을 뿐만 아니라 서로에게 상처가 되고 만다. 사위는 힘겹지만 꿈을 향해 노력하는 자신의 마음을 이해해주지 않는 장인 어른이 야속하고, 김 회장은 어렵사리 멀리 찾아와 마음을 다해 말해준 충고가 받아들여지지 않는 것에 마음이 상한다. 김 회장이 먼저 사위의 속마음을 물어봐 주었다면, 사위가 그 모든 어려움에도 불구하고 꿈을 꺾지 않고 있다는 사실에 먼저 공감해주었다면, 경험과 연륜에서 나온 그의 충고는 상처로만 남지 않았을 것이다. 어머니의 위로를 받고 집으로 돌아와 소들을 애정 어린 눈으로 바라보는 막내딸의 밝은 얼굴과 장인 어른의 충고를 듣고 마음이 어두워진 사위의 침울한 얼굴이 대비되며 드라마는 끝난다. 무심결에 보게 된 옛 드라마에서 김 박사는 '원치 않은 충고를 하는 일'이 얼마나 소통에 방해가 되는지 다시 한번 확인하고 있다.

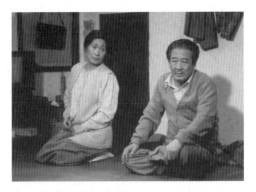

그림 3. <전원일기> 속의 김 회장 부부

우리나라 농촌에서 모범적인 대가족의 핵심 축을 담당하고 있는 김 회장 부부
가 가족들과 소통하는 방식은 크게 다르다. 가족 안에서의 위치와 역할이 다
르기 때문일 것으로 이해할 수 있다. 그러나, 일반적인 인간관계에서 과연 누
구의 소통 방식이 바람직한 것일까?(사진 출처: 한국일보, "다시 만난 최불암·
김혜자 ⋯ '전원일기' 20년 만에 모였다", 2021. 06. 10)

진료실에서 요구되는 환자와 의사의 관계는 일반적으로 사회에
서 겪게 되는 인간관계와 똑같지는 않을 것이다. 환자는 자신의 의
학적 문제를 전문가인 의사와 의논하기 위해 병원을 찾고 의사는
전문적인 지식과 기술을 통해 환자의 문제를 진단하고 치료하는 관
계, 때로는 이에 더해서 환자를 교육해야 하는 관계이기 때문이다.
이런 상황에서 의사는 자칫 자신의 전문적인 지식에만 의존하여 환
자의 관점을 무시하거나 환자가 원하는 바를 고려하기보다 환자에
게 일방적으로 충고하기 쉽다. 그 결과, 앞서 소개한 드라마에서 김
회장과 사위가 모두 상처를 받고 각자 원하는 바를 이루지 못했듯
이, 환자와 의사 간 원활한 소통이 어려워짐으로써 궁극적으로는
진료실에서 충분한 진료 성과를 기대할 수 없게 될 수도 있다.

다양한 소통 방법

의사가 환자의 마음을 편안하게 만들고 환자로 하여금 의사에게 마음을 열 수 있도록 하기 위해서는 언어적 의사소통 기술 못지않게 비언어적인 의사소통 기술 역시 매우 중요하다. 다시 말해, 의사의 편안하고 열린 자세 그리고 친근한 음성과 눈길은 환자들이 마음을 열고 자신들의 문제를 의논할 수 있도록 이끌 수 있을 것이다.

일상적으로 환자를 대하는 의료진은 비언어적 의사소통 기술 중에서 우선 음성의 강약, 속도 그리고 높낮이 등 반언어(para-language) 기술을 습득할 필요가 있다. 덧붙여 '침묵' 역시 잊지 말고 갖추어야 할 기술임을 강조하고 싶다. 대화 중에 가슴이 먹먹하고 목이 타서 안절부절못하는 환자를 만났을 경우, 잠시 말을 멈추고 따뜻한 눈빛을 보내거나 물 한잔을 권하며 기다려주는 일 역시 의사가 갖추어야 할 중요한 반언어 기술 중 하나이다. (『비언어적 의사소통론』, 김우룡 외, 나남출판, 2005)

김 박사도 종종 마음이 시끄럽거나 몸이 불편할 때가 있다. 그때마다 자신도 모르게 말이 빨라지고 목소리의 음조가 높아지는 것을 느낀다. 환자의 말에 귀 기울이거나 '침묵의 기술'을 발휘하지 못하는 자신을 발견하기도 한다. 그럴 때마다 어김없이 환자도 말이 빨라지고 행동 또한 조급해지는 것을 느낀다. 그리고, 급기야 환자-의사 간 불협화음을 만들기도 한다. 이런 상황이 되면 김 박사는 깊은 숨을 천천히 몇 번 내쉰다. 다시금 자신을 추스른다. 낮고 조용한 음색으로 바꾼다. 미소와 눈맞춤을 기억한다. 환자가 충분히 말할 수 있도록 배려하고 그 말 속에 자신이 깊이 빠져들 준비를 한다.

김 박사는 음색과 어투, 나아가 대화의 분위기에 강한 전염력이 있음을 강조한다. 의사와 간호사가 큰 목소리로 말을 빠르게 하기 때문에 환자와 가족들의 목소리가 점점 더 커지고 빨라지는 것이라고 설명한다. 김 박사는 종종 진료실 밖에서 고성이 오가는 소리를 듣는다. 꼭 싸움터같이 느껴질 정도다. 그럴 때마다 옆에 있는 최 간호사에게 말한다. "밖에서 나는 소리들 중에서 누구 목소리가 제일 큰가요? 혹시 설명을 담당한 간호사의 목소리 아닌가요? 조급하고 흥분한 환자와 가족들이 먼저 큰 목소리로 재촉해도 잠시 말을 멈추고 그들에게 다정한 미소를 보내든지 낮은 목소리로 천천히 대답하면, 이내 주위가 차분하게 안정될 텐데……" 옆에 있는 최 간호사가 무슨 메시지를 보냈는지 금세 밖이 조용해진다.

의사소통을 원활히 하기 위해서는 신체언어(body language) 역시 중요하다. 정확히 그리고 효과적으로 의사를 전달하기 위해서 그리고 상대방의 호의적인 반응을 이끌어 내기 위해서는 말뿐만 아니라 신체적 언어, 즉 눈빛, 표정, 몸동작 그리고 적절한 스킨십이 필요하다. 물론 이들은 어울리는 조건에서 적절한 정도로 사용해야 하는 제한점을 가지고 있다. 너무 과장되거나 지나치면 오히려 악영향을 미칠 수 있다. (그림 4)

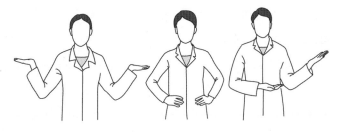

그림 4. 신체언어

의사소통을 원활히 하기 위해서는 신체언어(body language)를 적절하게 사용하는 일 역시 중요하다. 그러나, 이들이 너무 과장되거나 지나치면 오히려 악영향을 미칠 수도 있다.

김 박사는 병실회진 때마다 신체언어를 적절히 이용한다. 병상에 누워서 김 박사를 기다리는 환자에게 다가가 자연스럽게 손목을 잡는다. 마치 한의사가 환자의 맥을 짚는 모습과 흡사하다. 그리고, 환자와 눈을 맞추고 온화한 표정으로 환자에게 묻는다. "어젯밤에는 잘 주무셨습니까? 오늘 불편한 데는 없습니까?" 대부분의 환자들은 편한 얼굴로 대답한다. "네 교수님, 잘 지냈습니다. 큰 불편은 없었습니다." 김 박사가 이렇게 회진을 시작하는 데는 나름대로 이유가 있다. 첫째, 환자에게 공감을 표현하는 방법이다. 이렇게 다가가면 많은 환자들이 김 박사를 '내 편'이라고 믿는다. 둘째, 환자와 대화하기에 적절한 거리와 자세가 만들어진다. 대화하는 데 장애물이 없어져서 격의 없는 대화를 시작할 준비가 된다. 마지막으로, 김 박사는 동시에 가장 중요한 임상자료들을 얻는다. 환자의 체온, 맥박수와 함께 피부의 건습도를 확인할 수 있다. 이들은 환자의 상태를 파악하는 데 매우 중요한 임상자료들이다.

우리가 잊지 말아야 할 중요한 비언어적 의사소통 기술이 하나 더 있다. 상황언어(situation language)가 그것이다. 의사, 간호사, 환자 그리고 가족들의 위치와 상호 간의 거리 역시 원만한 소통을 위해 고려할 필요가 있다. 진료실 공간과 집기들을 환자중심적으로 구성하고 배치하는 일 또한 중요하다. 진료실 환경에 따라 환자들이 편안하게 의사와 소통할 수도 있고 환자들이 스스로 주눅 들거나 진료실을 두려워할 수도 있기 때문이다. 환자가 오르기 쉽도록 진찰대의 높이를 맞추고, 환자의 프라이버시가 보호되도록 진찰대 주위에 가림막을 설치하는 일도 필요하다. 가능하다면, 환자들의 옷이나 소지품을 보관하는 데 필요한 공간을 준비하고 동행한 보호자들이 잠시나마 편한 자세로 앉아서 대화할 수 있도록 자리를 마련하는 배려 역시 원활한 소통을 위해 그리고 궁극적으로는 진료의 성과를 높이기 위해 필요한 일이다.

인간은 누구나 혼자 모든 일을 스스로 해결하며 살아갈 수 없다. 사회집단을 이루고 서로 도움을 주고받으며 살아가는 것이 일반적이고 정상적이다. 따라서 우리는 일상에서 다른 사람들과 끊임없이 소통하며 살아간다. 원활한 소통은 편안한 사회생활을 영위하는 데 필수적이다. 위기의 상황에서 이를 해결하기 위해 환자, 가족 그리고 의료진이 만나는 진료실에서는 더욱더 원만한 의사소통이 절실하다. 이를 통해서 최상의 진료 성과를 얻을 수 있기 때문이다.

의사들은 환자와 가족의 호소를 적극적으로 청취해야 한다. 그들의 말에 세심한 주의를 기울여서 그들의 고통을 명확하게 확인

하려고 노력해야 한다. 의료진은 대화의 기술 역시 갈고닦을 필요
가 있다. 의료진이 환자 그리고 가족들과 공감적으로 대화하는 기
술을 함양해야만 진료실에서 원만한 소통이 가능하다. 의사가 환
자로 하여금 마음을 열 수 있도록 하기 위해서는 비언어적인 의사
소통 기술 역시 중요하다. 의사의 음성, 제스처 혹은 진료실 집기
의 배열을 이용해 진료실을 찾은 환자들을 편안하게 만든다면, 이
는 원활한 의사소통에 큰 도움이 될 것이다.

CHAPTER
09

환자중심의 공감진료

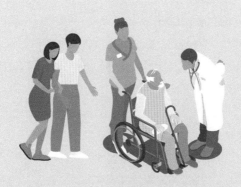

09

환자중심의 공감진료

진료실은 삶의 위기에 처한 환자들이 고통으로부터 벗어나기 위해 전문적인 도움을 청하는 곳이다. 따라서, 진료실에서는 환자들의 문제를 효율적으로 해결할 수 있어야 하고 이를 위해 환자와 의사가 원활히 소통해야 한다. 다시 말해, 진료실은 환자중심적이어야 하고 공감지향적이어야 한다. 따뜻한 공감진료가 가능해야 환자들이 만족하고 진료 성과를 극대화할 수 있다.

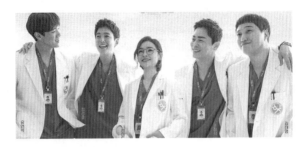

그림 1. <슬기로운 의사생활>(tvN)의 한 장면

유능하면서 환자의 고통에 공감하는 20년지기 젊은 의사 5인의 이야기를 그리는 의학드라마이다. 현실에서 이러한 의사를 기대하는 것이 과연 '판타지'일까?

몸과 마음은 하나

김 박사는 온 몸으로 도움을 청하던 노인 환자를 치료한 후 적어놓은 병행기록 하나를 꺼내 읽는다. 그리고, 진정 공감진료가 무엇인지를 되새긴다.

영감님, 오늘은 제발

우리가 말을 할 수 없다면, 신체적 장애 때문이 아니라 말 그 자체가 존재하지 않는다면 우린 과연 어떻게 살고 있을까요? 사랑을 그리고 분노를 어찌 표현하며 함께 사는 지혜를 어떻게 나눌 수 있을까요? 그런데 말이 있음에도 이를 공유하길 거부하는 이들이 있습니다. 말로는 표현할 수 없는 크나큰 아픔을 가지고 있는 이들이 있습니다. 말을 가지고는 도저히 터질 것 같은 불안을 내보일 수 없는 안타까운 이들이 있습니다.

어제 김 노인이 그랬습니다. 그는 간암 환자입니다. 6개월째 치료를 받고 계십니다. 어려운 치료를 마치고 이제 다음 치료일까지 집에서 머물기 위해 퇴원을 준비하고 계셨습니다. 밤이 되면서 김 노인은 난폭해졌습니다. 뜻 없이 소리지르고 침대에서 뛰어 내리고 주사를 뽑아 버리셨습니다. 당황한 의사들과 간호사들은 급기야 그를 묶어 버렸습니다. 어디서 힘이 그렇게 솟았는지 김 노인께서는 손목이 파래지도록 몸을 틀어 대셨습니다. 한참 후에야 그는 주사약 기운에 힘을 놓았습니다.

아침에 만난 김 노인의 얼굴에는 표정이 없었습니다. 그러나 의식은 뚜렷했으며 무언가 하실 말씀을 삼키고 계셨습니다. 손을 잡아드리자 김 노인께서는 눈물을 흘리셨습니다.

그를 그토록 난폭하게 만든 건 불안입니다. 김 노인께서는 죽음의 공포를 새삼 느끼셨던 겁니다. 잠이 들면 다시 깨어나지 못할 것 같은, 혼자서는 어찌할 수 없는 불안입니다. 가족과 의사가 그리고 간호사들이 지켜주는 밤이 그에겐 만족스럽지 못했을지 모릅니다. 그리고 그건 말로 할 수 있는 고통이 아닙니다. 온몸으로 외쳐도 부족한, 태산 같은 공포였습니다. 아무와도 나눌 수 없는 혼자만의 외로운 공포였습니다.

김 노인께서는 이제 편안해하십니다. 씽긋 웃어 보이기도 하십니다. 많은 이들이 자신을 사랑하고 있음을 이젠 아셨기 때문입니다. 당신께선 절대로 혼자가 아님을 믿기 때문입니다. 당신의 아픔을 덜어드리기 위해 많은 이들이 수고하고 있음을 깨달으셨기 때문입니다.

김 노인의 이상한 언어가, 몸짓으로밖에 할 수 없었던 그 표현이 그의 마음을 맑게 해 주었습니다. 아무리 솜씨 좋은 언변가라도 도저히 표현할 수 없었던 그 불안을 그리고 혼자만의 고통을 김 노인께선 우리에게 명확히 알려주셨습니다.

> 영감님, 우린 당신의 어려운 시간마다 함께할 준비가 되어 있습니다. 그리고 그 다음은 온전히 하나님의 뜻입니다. 영감님, 오늘은 제발 편히 주무십시오.

김 박사는 질병을 가지고 살아가는 환자들이 불안 때문에 혹은 각종 스트레스 때문에 이중의 고통을 겪는 사례들을 수없이 보아왔다. 이런 환자들을 만날 때마다 안타까운 마음과 함께 공감진료의 필요성을 절감한다. "의료진, 보호자 그리고 사회가 그들의 손을 따뜻하게 잡아줄 수 있다면 그들은 고통 속에서도 외롭지 않을 수 있을 텐데, 우리가 그들의 소리 없는 외침에 좀 더 귀를 기울인다면 그들은 오늘 저녁에 단잠을 이룰 수 있을 텐데, 우리 모두가 그들에게 좀 더 따뜻한 눈길과 미소를 보낸다면 그들은 편안히 우리의 가슴속에 안길 수 있을 텐데……"

제3장에서 김 박사가 은영이의 병실을 찾았던 장면을 다시 한번 떠올려보자. 은영이는 어린 나이에 중한 병을 얻어 수년간 질환과의 여정을 힘들게 이어가고 있다. 점점 더 심해지는 고통과 외로움 때문에 마음속 깊은 곳으로부터 몸부림치고 있다. 이런 은영이의 소리 없는 외침을 병실 주치의 박 선생은 파악하기가 쉽지 않다. "지난 주말 동안 은영이의 활력징후들은 정상이었는데, 자꾸 이상한 소리를 내며 천장만 쳐다보고 있습니다. 불편하게 구부린 자세로 움직이지도 않고 밥도 먹지 않고 물도 마시려고 하지 않습니다." 김 박사에게 이렇게 보고한다.

은영이와 같은 환자를 진료하고 나면 김 박사는 언제나 진료팀원들을 교육하는 시간을 갖는다. "사람의 몸과 마음은 연결되어 있습니다. 별개가 아니라 하나입니다. 우리 의료진은 시급히 해결해야할 문제들에 몰두하여 환자들의 신체적 문제에만, 환자들의 질병에만 집중하기 쉽습니다. 환자가 외치는, 내면 깊숙한 곳으로부터 부르짖는 절실한 목소리를 간과하기 쉽습니다. 사실 우리 의료진은 환자들의 신체적 문제들을 파악하고 해결하는 일만으로도 몹시버겁습니다. 그러나 우리들은 은영이와 같이 마음을 닫은 환자들의 행동도 분석할 수 있어야 합니다. 그래야만 환자들을 전체적으로 파악할 수 있고 그들의 고통을 덜어줄 수 있습니다."

김 박사는 또한 잊지 않고 마음을 닫은 환자들의 임상 양상에 대해서도 덧붙인다. "어떤 이유로든 마음을 닫은 환자들이 취하는 행동에는 공통점이 있습니다. 마음을 닫은 환자들은 극도로 위축되어 퇴행적인 자세를 취합니다. 그들에게 가장 편한 자세는 어머니의 뱃속에 있던 그 모습입니다. 금세라도 손가락을 빨 태세 말입니다. 누가 가르쳐 주지 않아도 우리 인간들은 그걸 압니다. 그 자세가 가장 편하고 가장 방어적이란 것을. 그리고 시선은 허공을 향해 고정됩니다. 부자연스런 자세로 오랫동안 움직이지 않습니다. 음식도 마다합니다. 외부 자극에 대해 의식적인 반응도 하지 않습니다." 그러고 나서 팀원들에게 진심으로 당부한다. "여러분, 앞으로 여러분들이 이런 환자들을 만나게 되면 반드시 그들의 내면을 파악하고 이해하려는 노력을 게을리하지 말아야 합니다. 그들의 마음속 깊은 곳에 자리하고 있는 불안과 공포를 덜어주기 위해 최선을 다해야 합니다."

은영이와 같이 마음속에 있는 공포와 불안이 두드러진 신체반응으로 나타나는 경우가 아니더라도, 우리는 일상에서 크고 작은 스트레스나 불안에 의해 다양한 신체적 변화를 겪는다. 시험 전날 자주 복통을 느끼거나 갈증이 나고 소변을 자주 보는 것과 같은 변화가 그것들이다. 이와 같이, 정신적인 문제들이 내분비계통이나 신경계통을 통해 신체적 변화를, 나아가서는 신체적 질병을 유발할 수 있음은 이미 잘 알려져 있다. 따라서, 의사들은 기존의 질병으로 진료실을 찾은 환자들이 정신적인 불안정으로 인하여 이중의 고통을 겪지 않도록 세심하게 살필 필요가 있다. 물론 이를 위해서는 환자 본인의 마음가짐이 제일 중요하다. 그러나, 병원과 의료진의 노력 역시 필수적이다. 즉, 진료실에서 환자중심의 진료, 따뜻한 진료 그리고 공감진료가 행해져야만 환자들이 평안한 마음을 가질 수 있고 나아가 최상의 진료 성과를 얻을 수 있을 것이다.

　교육의 마지막 단계로서, 김 박사는 정신적 불안정으로 인해 이중의 신체적 고통을 겪는 이들에게 의료진이 수행해야 할 일들을 정리해 준다. "극도의 두려움을 겪는 이들은 마음을 닫기 쉽습니다. 심한 정신-신체 장애(psychosomatic disorder) 환자들의 경우 대부분 두려움과 공포가 주된 원인이지만, 불신, 갈등, 미움 혹은 표현하지 못하는 복합 감정들이 환자들로 하여금 그런 행동을 취하도록 만들기도 합니다. 따라서, 우리 의료진은 환자가 두려움을 극복하도록 도와주어야 합니다. 이를 위한 최선의 처방은 **공감**입니다. 환자들로 하여금, 나를 돌보아 주는 의사와 간호사들이 의심할 바 없이 내 고통을 함께 공유할 것이라는 생각과 그들은 오롯이 '내 편'일 것이라는 믿음을 갖게 하는 것이 가장 좋은 처방입니다. 병원과 의료진이 모두 환자에게 가장 이익이 되는 결정을 내리는 진료, 환자중심의 진료가 진정 공감진료일 것입니다. 병원 곳곳에서 공감진료가 행해질 때 환자는 마음의 평화를 얻을 수 있을 겁니다. 환자를 공포로부터 근본적이고 완전하게 해방시킬 수는 없을지라도, 따뜻하게 손잡아주는 의료진의 체온이 환자를 오늘밤 편안한 잠자리로 이끌 수 있을 것입니다."

금지와 대안

임상의사들은 환자의 임상자료를 수집하고 분석한 후에 치료계획을 세운다. 세부 진단과 치료를 위한 계획을 수립할 뿐만 아니라 최상의 치료 성과를 얻기 위한 환자 교육을 계획한다. 환자 교육 중에는 "걷기나 등산 같은 유산소 운동을 꾸준히 하십시오", "야채와 제철 과일을 충분히 섭취하십시오", "적절히 휴식하는 일이 중요합니다"와 같은 당부가 있다. 이런 지시는 대부분 환자들로부터 비교적 긍정적인 반응을 얻는다. 그러나, 환자들이 선호하는 것을 금지하는 교육도 있다. "짠 음식을 피하십시오", "설탕같이 단 것들을 먹지 마십시오", "잠이 오지 않는다고 매일 수면제를 복용하지 마십시오"와 같은 것들이다. 적지 않은 환자들은 이와 같은 금지 사항들을 지키기 힘들어 한다.

특히 우리나라 사람들은 예로부터 무언가를 먹어서 질병을 치료하려는 경향이 큰 것 같다. 많은 환자와 가족들이 진료실에서 나가기 전에 묻는다. "선생님, 그런데 이 병에는 무얼 먹어야 좋나요?" 많은 임상의사들은 이럴 때마다 이렇게 대답하고 싶은 마음이다. "사실 어떤 특정한 것을 먹어야 좋다라기보다, **어떤 것이든**

지 그것 하나만 집중적으로 먹는 일을 피해야 한다고 얘기해 드리고 싶습니다. 환자의 영양상태와 체력이 뒷받침되어야 환자가 어려운 치료들을 오랫동안 견뎌낼 수 있음을 고려한다면, 음식들을 균형 있게 그리고 골고루 섭취하는 일이 가장 중요합니다." 진료실에서 김 박사는 이런 환자와 보호자들에게 반복적으로 강조해서 이야기한다. "환자분의 궁금증과 가족들이 환자를 위하는 마음은 잘 알겠습니다. 그러나 특별히 이 병에 좋은 음식은 그리 많지 않습니다. 그리고 어떤 음식 한 가지만을 계속해서 많이 먹는다든지, 약이 되라고 다리고 즙을 내는 등 농축해서 먹음으로써 오히려 여러 장기에 해를 끼치는 경우들이 적지 않습니다. 사실 어떤 것을 구해서 환자에게 계속 드리는 일은 상대적으로 쉽습니다. 그러나 다양한 음식들을 환자의 입맛에 맞추어 때마다 골고루 섭취하게 하는 일은 오히려 어렵습니다. 부디 균형 잡힌 식재료로 만든 음식들을 가족의 사랑과 함께 환자분께 골고루 드리시기 바랍니다."

김 박사는 환자에게 무엇을 금하라고 지시할 때마다 항상 대안을 제시하려고 노력한다. 무얼 먹어야 환자가 나을 수 있는지를 알고 싶어 하는 환자와 가족들에게 그저 무엇을 하지 말아야 한다는 교육이나 지시를 의사가 고집한다면, 환자가 몹시 고통스러울 수밖에 없으며 따라서 의사의 교육이 그대로 이행되기 힘들기 때문이다. 김 박사는, 밤마다 잠을 이룰 수 없는 환자에게 수면제 남용으로 인한 불이익을 이해시키는 한편, 적절한 운동과 취침 전 목욕 등 생활 습관의 변화, 식생활의 변화, 수면유도제 사용 등의 대안을 환자에게 교육한다. 그럼으로써 환자의 치료 의지를 북돋

우고 꼭 필요한 조치가 잘 실천될 수 있도록 노력한다.

의사가 환자에게 어떤 처방을 하기 전에는 반드시 그 처방이 과연 환자에게 최선인지를 환자의 입장에서 검토해야 한다. 의사에게 손쉬운 처방이 아니라 환자에게 가장 이익이 되는 처방을 생각해야 한다. 환자의 삶의 질을 고려할 때 과연 그 방법이 최선인지를 환자중심적으로 판단해야 한다. 복수가 있는 간경변증 환자를 예로 들어보자. 환자의 복수를 완화시켜 주기 위해서 의사들은 저염식과 알부민 주사, 이뇨제 그리고 복수 천자(paracentesis: 주사기로 복수를 뽑아내는 방법)를 치료법으로 이용한다. 환자에게 저염식을 교육하고 필요한 경우에 알부민을 보충해주는 치료는 그 효과가 약간 더딜 수 있지만 환자가 느끼는 불편이나 부작용은 거의 없다. 한편, 이뇨제를 사용하면 그 효과가 빠르지만 흔히 약물에 의한 부작용, 즉 무력감과 근육경련 등을 겪을 수 있다. 또한, 복수 천자의 경우, 종종 신기능장애와 간성 혼수를 일으켜 환자에게 치명적일 수도 있다. 물론 환자의 간경변증이 얼마나 진행되었는지, 얼마나 중한 상태인지 등을 고려하여 치료법을 선택해야 한다. 만약 저염식과 알부민 주사로 해결할 수 있는 간경변증 환자의 복수를 이뇨제나 복수 천자로 치료한다면, 이는 진정 환자중심의 진료가 아닐 것이다.

의료진이나 병원이 번거롭고 어렵다는 이유로 환자중심의 진료를 등한시해서는 안 된다. 환자중심의 진료를 위해서는 의사들의 공감능력 향상과 대안을 찾기 위한 노력, 그리고 환자중심적 판단과 결정이 필수적이다. 또한 어느 정도 비효율을 감수할 수 있는 의료시스템의 개선 그리고 병원과 의료 정책입안자들의 배려가 동반되어야 한다.

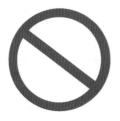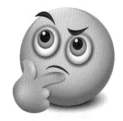

그림 2. 금지와 대안

환자중심의 진료를 위해서는 의사들의 공감능력 향상, 대안을 찾기 위한 노력, 그리고 환자중심적 판단과 결정이 필수적이다. 김 박사는 환자에게 무엇을 금하라고 지시할 때마다 항상 대안을 제시하려고 노력한다.

장애인 진료

진료실을 방문하는 환자들은 애당초 치료하고자 하는 질병 이외에 다른 장애를 가지고 있을 수 있다. 특히 만성 질환이나 노인성 질환을 가지고 있는 환자들의 경우에는 나이 듦에 따라 누구에게나 생길 수 있는 청각과 시각 감퇴로 인한 문제를 가지고 있을 가능성이 높다. 그러나 상대적으로 덜 시급한 문제를 호소하는 것이 내키지 않아서 혹은 스스로 자신의 약점을 내보이고 싶지 않아서 환자들이 자신의 장애를 감추는 일이 드물지 않다. 그들은 오늘도 흐릿하게 보이는 진료실 문과 의자의 윤곽에 의지하여 위험을 감수하고 있는지 모른다. 그러나, 의료진이 조금만 환자들의 행동과 반응에 주의를 기울이면 금세 그들의 청각과 시각이 정상이 아님을 눈치챌 수 있다. 환자가 초점을 바로바로 맞추지 못한다거나 반응이 상대적으로 늦거나 적절치 않다면 십중팔구 시청각 장애를 가지고 있는 것이다.

김 박사는 진료를 시작할 때 환자를 맞이하는 인사를 하면서 반드시 그들이 들어서는 출입문에 시선을 준다. 환자가 곧바로 눈을 맞추지 못하거나 답을 하는 데 주저하면 옆에 있던 간호사는 얼른 일어나 환자의 손을 잡아준다. 그리고, 김 박사는 목소리를 높여 천천히 말하기 시작한다. 환자는 처음에 쑥스러워 하다가 차츰 표정이 밝아진다. 김 박사는 덧붙인다. "시간은 충분합니다. 천천히 하십시오." 여유로워진 환자 덕분에 김 박사도 잠시 커피 한 모금을 마신다.

운동 기능이 많이 저하된 환자나 노인의 경우에는 특히 대형병원의 진료실에서 사고를 당할 위험이 크다. 바쁘게 돌아가는 일정 속에서 환자나 의료진 모두 서두르기 십상이기 때문이다. 서두르다 보면 그만큼 사고의 위험이 커진다. 환자의 마음을 여유롭게 하고 그들을 도와주기 위한 의료진의 노력이 절실하다. (그림 3) 김 박사는 느릿한 걸음걸이로 진료실에서 나가는 환자를 마중하고 옆에서 웃고있는 최 간호사에게 말한다. "최 간호사, 환자분의 행동이 느려서 답답하지요. 저나 최 간호사도 앞으로 겪게 될 일입니다. 지금 우리가 환자분들을 이해해 드려야 앞으로 우리도 배려를 받을 수 있지 않을까요?" 최 간호사의 미소가 따뜻하고 여유롭다.

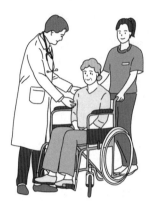

그림 3. 장애인 진료

여유를 갖고 다양한 장애를 지닌 환자들을 배려하는 일이 진료실에서 사고를
예방하고 진료실을 따뜻하게 만들 수 있다.

개별화의 미덕

아버지의 애인

아버지께선 지난달에 또 새 식구들을 맞으셨습니다. 이제 수십에 달
한 식구들을 양육하는 일이 당신의 체력에 버거울실 만도 한데 언제나
어항 속 녀석들 자랑에 여념이 없으십니다. 녀석들은 까다롭기 이를 데
없는 물고기, 넙적하고 둥그런 몸매의 디스커스입니다.

그들은 현란한 색조로 당신의 하루를 모두 빼앗아 버립니다. 당신
의 기척만 들려도 모여들어 조아리며 인사를 합니다. 아버지께선 미
물들의 재롱에 요즘 한껏 즐겁다 하십니다.

당신께선 하나씩 짚어가며 말씀하십니다. 요놈은 성깔이 고약스러
워 이유 없이 잘 대들고, 이놈은 수줍어서 한 켠에 혼자 피해 있길

좋아하고, 덩치 큰 이 녀석은 먹성 좋고 성질이 온순하며, 이 녀석은 장난질이 제일이라고 하십니다. 수십 마리 모두에게 각기 다른 애정을 표현하십니다.

멀리서 누가 우리 사는 모습을 한 눈에 내려보고 있다면, 내가 사는 모양은 어떻게 보일까 은근히 두려워 매무새를 고쳐 봅니다. 작은 이익에 목소리를 높이고 있진 않은지, 사소한 일에 먼저 싸움을 거는 건 아닌지, 어른답지 못하게 가벼이 행동하는 건 아닌지, 진정 뜻을 표현해야 할 때 그저 피하고만 있는 건 아닌지, 작은 몸의 안위를 위해 게으른 건 아닌지, 정말 두렵고 부끄러워 고개를 숙입니다.

아버지께선 하루에도 여러 번 그들을 살피십니다. 수줍어 달아나는 놈에겐 더 큰 애정을 주십니다. 혹여 어떤 녀석이 먹이를 모두 빼앗기는 것은 아닌가, 몸이 어디 아픈 것은 아닌가 근심 어린 눈길을 주십니다. 까다로운 놈들을 꼼꼼히 보살피십니다. 당신과 한 몸으로 느끼시는 듯합니다. 그지없는 사랑이 그저 감탄스러울 뿐입니다.

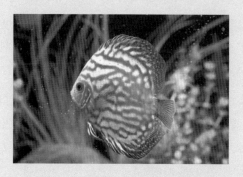

김 박사의 일기 <진료실 창가>에서:
아버지의 개성 있는 애인들과 맞춤 사랑을 생각하며

대형병원은 환자들이 가진 주요 문제들을 효율적으로 분석하여 비교적 정확하게 진단하고 치료계획을 세울 수 있는 장점을 가지고 있다. 그러나, 계속해서 밀려드는 위중한 환자들을 대하다 보면 의사들이 복잡한 의학적 문제들을 가지고 있는 환자들을 전체적으로 이해하기가 쉽지 않다. 개별 환자들의 사소한 문제들까지 모두 고려하기가 힘들다. 더욱이 일단 어떤 질병을 가진 환자로 진단되면, 모두 동일한 치료와 경과 관찰을 시행할 대상으로 취급되기 쉽다. 소위 임상 경로(clinical pathway)에 태워 정해진 일정에 따라 동일한 검사, 치료, 경과 관찰을 하기 일쑤이다. 즉, 프로토콜(protocol)에 의한 진료가 선호된다. 임상 경로에 따른 진료는 환자들을 효율적으로 관리할 수 있는 장점이 있다. 진료 시간을 절약할 수 있고 의료 과실을 줄일 수 있으며 진료비를 절감할 수 있다. 그러나, 환자중심의 진료를 시행하기 어렵고, 능력 있는 의료진을 양성하는 교육에도 적지 않은 장애가 된다.

동일한 질병을 가지고 있는 환자라고 할지라도 환자마다 매우 다양한 임상 양상을 보이게 마련이다. 김 박사의 경험에 의하면, 간암 환자 수십 명이 동시에 입원해 있더라도 똑같은 상태라고 얘기할 수 있는 환자는 거의 없다. 모두 간암 환자들이지만, 간암의 크기, 위치, 혈관 침범 여부, 그리고 간 밖으로의 전이 여부 등이 환자마다 모두 다르다. 또한, 환자마다 기저 간질환의 중증도가 다양하기 때문에, 앞으로 시행하는 치료를 잘 견뎌낼 수 있을지, 치료 후 어떤 합병증들이 생길 수 있는지 등을 예측하기 위해 환자들의 잔여 간기능의 정도를 파악하는 일이 임상의사들에게 매우 중요하다. 사실이 이럴진대, 누군가가 모든 간암 환자들에게 입원

후에 동일한 검사를 시행하고, 입원 다음 날 똑같은 처치를 하고, 치료 후 동일한 검사로 경과를 관찰하며, 누구에게나 같은 성분과 용량의 약을 사용한다면, 과연 모든 환자들이 최상의 치료 성과를 얻을 수 있을까?

임상 경로에 따르는 진료는 일반적으로 어떤 질병에 익숙하지 않은 의사들에게 중요한 지침이 될 수 있다. 환자나 의사 모두에게 비교적 안전한 길을 안내하는 역할을 하는 것은 사실이다. 그렇기 때문에 효율을 중시하는 의료시스템하에서 선호되는 진료 방식이고 국가에서도 권장하고 있는 진료 방식이다. 그러나, 프로토콜에 의한 진료는 개별 환자가 호소하는 불편이나 개별 환자에 특이적으로 발생하는 문제들을 조기에 발견하고 적절히 대처하기 어렵게 만들 수 있다. 그리고, 경우에 따라 환자들에게 불필요한 고통을 겪도록 하기도 한다. 현대 사회에서 우리가 감수해야 하는 불편한 진실 중의 하나일 수 있다.

대형병원의 역할은 현재 병원을 찾는 환자들에게 최상의 진료를 제공하는 데에만 국한되지 않는다. 미래에 이 나라 의료계를 짊어지고 나갈 주인공들을 훌륭하게 키워야 하는 의무도 떠안고 있다. 의대생, 전공의 그리고 전임의들이 장차 이 나라의 진료실을 따뜻하고 풍요롭게 만들 수 있도록 선배 의사들, 선도적인 위치에 있는 대형병원들 그리고 이 나라의 의료 정책을 결정하는 이들이 모두 전력을 다해야 하지 않을까? 앞으로 우리의 건강을 책임져야 할 주인공들이 환자를 공장에서 생산되는 제품처럼 취급하거나 환자의 괴로움과 외로움을 못 본 척하도록 내버려둘 수는 없는 일이 아닌가?

임상교육을 위해서도 우리는 환자들을 임상 경로에 맡기는 현재의 의료시스템을 개선할 필요가 있다. 임상교육의 피교육자들은 환자의 처방 한 줄 한 줄을 써내려 가면서 그 처방의 의미가 무엇인지, 그것이 과연 환자를 위한 처방인지, 그로 인해 무슨 결과가 예견되는지, 무엇을 확인해야 하는지 등을 반드시 점검해야 한다. 그래야만 자신들이 처방하고 있는 일에 대해 책임감을 느끼게 되고 진정 환자중심의 진료를 시행할 수 있을 것이다. 프로토콜에만 의지하는 진료에 익숙한 전공의들이 앞으로 혼자 책임 있는 진료를 해야 하는 위치에 놓였을 때 과연 개별 환자를 위해 환자의 문제를 환자 편에서 해결하려고 노력할 수 있을지 다시 생각해보아야 할 것이다.

병원과 의사들이 처음부터 이와 같은 방어진료를 선호하지는 않았을 것이다. 의료환경이 다양화하고 병원과 의료진에 대한 신뢰가 떨어지면서 병원과 의료진들 역시 방어진료에 익숙해져 왔을 것이다. 환자들이 의료진의 진료행위를 신뢰하지 못하면 의료진의 조치들을 의심스런 눈초리로 보게 마련이다. 그리고 환자들은 결과를 가지고 의료진의 행위를 판단하기 쉽다. 결과가 만족스럽지 않으면 과정에 문제가 있다고 생각하기 쉽다. 그러나, 의료진의 모든 진료 행위는 위험을 감수할 수밖에 없다. 미래의 결과는 미지의 영역이므로 의료인은 현재 주어진 자료들을 종합하여 최상의 선택을 할 수밖에 없다. 그런데, 의료인이 고민 끝에 결정한, 그 결과를 미리 명확하게 알 수 없는 선택에 대해 단지 결과만으로 판단을 받아야 한다면, 의사들 중 어느 누가 평생 동안 소신을 굽

히지 않고 공감진료를 할 수 있으리라고 장담할 수 있겠는가?

임상의사들은 진료현장에서 의료과실의 가능성을 최소화하기 위해 진료 가이드라인을 만들었다. 의학정보에 비교적 쉽게 접근할 수 있는 환자들의 주장에 맞대응하기 위해 방어수단을 마련하는 형국이다. 한편, 의료에 관한 지식이 부족한 환자와 가족들의 입장에서는, 의료사고를 당했을 때 의지할 곳이 그나마 진료 가이드라인밖에 없다. 그러면 진료 가이드라인이 환자와 의사 모두에게 최선의 선택인가?

진료 가이드라인은 주로 의사들의 단체에서 만든다. 예컨대 만성 B형 간염 진료 가이드라인은 대한간학회에서 만든다. 최신 연구결과들을 종합하여 그 시점에서 시행할 수 있는 최상의 진료 방법을 제시하고자 한다. 그러나, 종합 과학인 의학은 쉴 새 없이 변화를 계속한다. 지금 이 순간에도 수많은 기초의학과 임상의학 연구들이 수행되고 있기 때문에, 지금 이 시점에서 최선이라고 여겨지는 사실들이 다음 해에는 그렇지 않은 것으로 밝혀질 수도 있다. 따라서, 진료 가이드라인을 제정하는 주체들은 그것이 어느 시점의 가이드라인인지를 명시해야 하고, 가이드라인의 권고사항에 따르는 의사들도 이러한 제한점을 올바르게 이해한 후에 그것을 이용해야 한다. 또한, 제정 주체들은 가이드라인을 정기적으로 개정하여 최신의 진료지침을 제공할 의무를 가지고 있다. 이러한 과정이 지속적으로 이루어지지 않는다면 어느 시점에서는 권고 사항의 오류로 인해 오히려 환자들에게 불이익이 돌아갈 수도 있기 때문이다. (그림 4)

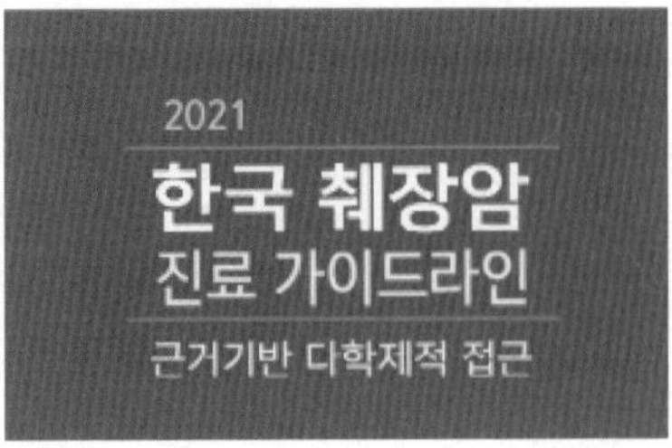

2021
한국 췌장암
진료 가이드라인
근거기반 다학제적 접근

그림 4. 진료 가이드라인

진료 가이드라인의 권고사항들은 현실적인 한계를 내포하고 있다. 임상의사들은 이러한 제한점을 올바르게 이해한 후에 가이드라인을 이용해야 한다.

연구의 방법에 따라 그 연구의 결과를 어느 정도 신뢰할 수 있는지가 결정되기도 한다. 즉, 소규모의 임상자료들을 단순하게 관찰하여 분석한 연구의 결과는 그 신뢰도를 낮게 취급하는가 하면, 대단위 이중맹검 대조연구(double-blinded controlled study)에 의해 도출된 연구결과는 그 신뢰도를 높게 평가한다. 가이드라인의 권고사항들은 전 세계적인 최신 연구결과들을 종합한 것으로서, 근거의 수준은 수정된 권고, 판단, 개발 및 평가 등급(Grading of Recommendations, Assessment, Development and Evaluation [GRADE]) 체계에 의해 분류한다. 후속 연구를 통하여 해당 근거연구에 대한 평가가 바뀔 가능성이 거의 없는, 즉 가장 높은 근거수준(A), 바뀔 가능성이 있는 중간 근거수준(B), 바뀔 가능성이 높은, 가장 낮은 근거수준(C)으로 구분한다. 권고 등급(grades of recommendation) 역시 GRADE 체계를 이용하여 분류한다. 각 근거연구의 근거수준 자체뿐만 아니라 해당 연구의 질적 측면, 연구 결과의 임상적 파급효과 및 사회경제적 측면 등을 종합적으로 고려해서 일반화하여 적용시킬 수 있는 정도에 따라 강한 권고 등급(1)과 약한 권고 등급(2)으로 분류한다. 따라서, 권고사항은 해당 근거연구의 수준(A~C) 및 그에 따른 권고의 등급(1, 2)을 조합하여 A1, A2, B1, B2, C1, C2로 구분한다. 그러므로, A1 등급은 임상의사들이 반드시 따르기를 권하는 사항이고, B나 C등급은 이를 참고로 하여 임상의사 각자가 판단하여 최종적으로 시행하길 권하는 사항이라고 볼 수 있다. 다시 말해 가이드라인의 권고사항들이 모두 진리라고 볼 수는 없으며, 끝내 전문가의 판단에 참고할 수 있는 사항임을 임상의사들이나 환자들은 이해할 필요가 있다. 따라서, 임상의사들은 가이드라인을 맹종하기보다 이를 참고로 하여 어떻게 하는 것이 과연 해당 환자에게 최선인지를 판단해야 한다. 또한 환자들도, 진료 가이드라인을 성서처럼 생각하기보다는, 때때로 해당 분야 전문가의 의견을 존중하고 신뢰할 필요가 있다.

이런 상황들을 고려하면, 진료의 효율을 향상시키고 의료과실을 줄일 목적으로 도입된 진료 가이드라인은 개별 환자들에게 언제나 최선의 선택이 아닐 수도 있다는 사실이 분명하다. 즉, 개별 환자들이 최상의 진료성과를 얻기 위해서는 진료 가이드라인을 포함한 최신의 지식과 기술에 더해 환자중심의 공감진료가 필수적이다. 환자와 공감하고 개별 환자에게 최선인 진단 및 치료법들을 선택하여 시행하는 공감진료야말로 빈 화폭에 개성 있는 그림을 그려 감상하는 이들에게 행복을 주는 화가의 솜씨에 비견할 수 있을 것이다. 환자 개개인의 문제에 내포된 차이점들을 진료에 반영하는 개별화야말로 진정 환자와 공감하고 환자의 여정에 발맞추는 의료진의 미덕이 아닐까?

개선해야 할 진료실 환경

지금까지 많은 진료실들이 환자보다는 의료진의 편의에 초점을 맞추어 설계되고 운영되어 온 것이 사실이다. 물론, 진료실은 그곳에서 많은 시간을 보내는 의료진이 환자를 진료하기에 불편하지 않아야 한다는 점에 누구나 동의할 것이다. 그러나, 공감진료를 위해서는 진료실을 좀 더 환자중심적으로 개선할 필요가 있다. 의료진에게 편의를 제공하는 것 이상으로 환자-의사 간 소통을 방해하는 요소들이 진료실에 존재하지 않는지 돌아볼 필요가 있다. 진료실에서 환자가 몸과 마음이 불편하다고 느끼지는 않는지, 환자가 위축될 만한 권위적인 분위기가 조성되어 있지는 않은지 살펴보고 개선할 필요가 있다.

환자 침대의 높낮이를 조절하기 힘든 시절에는 병실의 침상과 진찰대의 높이가 매우 높았다. 아마도 의사들이 서서 진찰하고 처치하기에 가장 적절한 높이로 침상과 진찰대의 높이를 맞추어 놓았던 것 같다. 이제는 침상의 높이를 자유롭게 조절할 수 있어서 많은 문제들이 해결되었지만, 진료실에 있는 진찰대나 검사실에 있는 침상의 높이가 아직까지도 의료진의 편의만을 고려하여 높게 고정되어 있는 경우들이 적지 않다. 환자들이 그렇게 높은 침상이나 진찰대에 올라가는 장면을 상상해 보자. 가뜩이나 거동이 불편하고 주눅이 들어있는 환자의 가슴이 얼마나 더 오그라들고 다리가 또 얼마나 후들거릴까? 의사의 허리 높이만큼 올라가 있는 진찰대에 누워 배를 내놓고 진찰을 받는다고 생각해 보자. 환자들이 얼마나 두려울 것이며 또 얼마나 무력감을 느끼겠는가? 환자들이 좀 더 편안한 환경에서 검사와 처치를 받을 수는 없는 것인가? (그림 5)

이미 많은 임상의사들이 이런 문제에 대해 고민해왔고, 그 결과 많은 진료실이 환자중심적으로 변화한 것도 사실이다. 그러나 우리의 진료실을 둘러보면 아직까지 좀 더 개선해야 할 부분들이 눈에 띌지도 모른다.

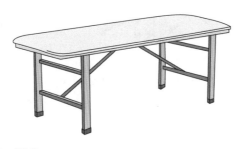

그림 5. 진료실 진찰대

진찰대의 높이를 환자들이 쉽게 오를 수 있도록 낮추고 그 높이에 맞추어 의사의 진료 의자 높이를 조정하면 어떨까?

환자의 프라이버시를 지켜주기 위해 가림막을 설치하면 환자들이 한결 편안하다고 느끼지 않을까? 진찰대 근처에 환자가 진찰대에 오르기 전에 소지품을 보관할 수 있는 보관함을 마련해두면 어떨까? 환자와 동행한 보호자들이 어디에 어떻게 있어야 할지 몰라 당황하지 않도록 편안한 장소에 의자 한두 개를 배치하면 어떨까? 외투를 걸어놓을 옷걸이가 마련되어 있는지, 그것이 환자의 눈에 잘 띄는 편리한 장소에 위치해 있는지 확인한다면 편안한 진료실이 될 수 있지 않을까? (그림 6)

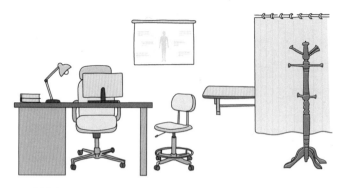

그림 6. 옷걸이

진료실에 외투를 걸어놓을 옷걸이나 소지품을 보관해 둘 보관함이 마련되어 있는지, 그것이 환자의 눈에 잘 띄는 편리한 장소에 위치해 있는지 확인해야 한다.

김 박사는 언젠가 외래진료실로 들어서는 환자들마다 똑같이 당황하는 모습을 보고 그 이유가 궁금해졌다. 전날까지 아무 일도 없었는데 무슨 일일까? 옆에서 도와주는 최 간호사도 언제나 그렇듯이 밝은 얼굴이다. 진료실 환경도 김 박사 눈에는 크게 달라져 보이지 않는다. 그런데 환자들은 진찰대에 오르기 전에 외투를 어디에 두어야 할지 모르겠다는 표정이다. 분명히 진찰대 옆에 옷걸이가 있는데 그것을 찾지 못하고 있는 것이다. 자세히 보니 옷걸이가 진찰대 가림막 속에 묻혀 문을 열고 들어서는 환자에게는 잘 보이지 않는 것 같았다. 진료실을 청소하시는 분이 아침에 방을 정리하면서 옷걸이의 위치를 옮겨 놓은 것이다. 김 박사와 최 간호사가 앉은 자리에서는 옷걸이가 잘 보였지만 환자가 그것을 찾기에는 쉽지 않은 위치다. 최 간호사가 옷걸이의 위치를 환자가 잘 이용할 수 있는 곳으로 바꾸어놓은 후에야 진료실은 다시 평화를 되찾았다.

진료실에서 환자의 몸과 마음이 불편하지 않도록 배려하는 일은 진료실을 환자친화적으로 조성하는 첫걸음이리라.

CHAPTER

10

어울림의 미학

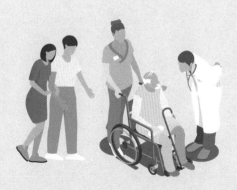

10

어울림의 미학

진료실을 찾는 환자들의 마음은 절박하다. 삶의 위기에서 벗어나기 위한 몸부림이 절실하다. 그러므로, 우리 사회에서 병원과 진료실의 역할은 가볍지 않다. 또한, 이것이 우리나라의 병원과 의료진이 진료실에서 최상의 치료 성과를 만들어 내어 위기에 처한 환자들을 씩씩하게 사회로 복귀시켜야 하는 이유이기도 하다. 이러한 최상의 시나리오는 병원과 의료진의 노력만으로 이루어질 수 있는 일이 아니다. 환자와 가족들의 긍정적인 생각과 의료인에 대한 신뢰와 존중이 더해지고 우리 사회 전체가 변화에 대한 의지와 추진력으로 함께 어우러져야만 가능한 일이다. 공감진료를 행하는 공감 클리닉은 우리 모두가 각자 스스로 감당해야 할 몫을 다하면서 함께 보조를 맞출 때에야 비로소 실현할 수 있는 일이라고 믿는다.

환자들의 다양한 여정

우리가 질병을 얻었을 때 처음 드는 생각은 빨리 질병에서 벗어나고 싶다는 것이다. 불의에 닥친 고통에서 벗어나는 것만이 최우선의 목표가 된다. 그러나, 조금만 더 깊이 생각해보자. 열심히 살다가 병을 얻은 후에 최선의 치료를 다하는 이유는, 우리가 질병으로부터 벗어나고자 노력하는 이유는, 위기에서 벗어나야만 원래의 궤도로 다시 되돌아갈 수 있다고 믿기 때문이다. 다시 말해, 앞으로 **잘 살기 위해** 우리는 열심히 치료를 받는 것이다. 그런데 우리는 종종 이렇게 단순한 사실을 잊기 쉽다. 환자로서 병원에 다니는 이유를, 어려운 질병을 치료하기 위해 애쓰는 이유를, 고단한 질환과의 여정을 기꺼이 받아들이는 이유를 우리는 잊기 쉽다. 일단 위기에서 벗어난 환자가 놀란 가슴을 부여잡고 세상을 등진 채 산 속으로 숨어드는 것은 바람직하지 않다. 그것은 다시 올지 모르는 위기의 순간이 겁나서 지레 달아나는 모양이다. 불의에 닥친 고통이 너무 힘들어 최선을 다하지 않은 채 미리 손들어 버리는 환자도 있다. 위기에서 지혜롭게 벗어나 귀한 시간을 다시 얻을 수 있는 기회를 스스로 걷어차 버리는 모습이다.

누구든지 불의에 삶의 위기를 겪을 수 있다. 그러나 그 위기에 대처하는 방식은 사람마다 매우 다양하다. 김 박사는 지난 수십 년간 눈부시게 발전하는 현대의학을 지켜보아 왔다. 그리고, 꿋꿋하게 견뎌낸 결과로 얻은 귀한 시간을 사랑하는 가족들과 함께 누리며 사회에 그 보람을 나누어 주고 있는 환자들도 기억한다. 예기치 않게 질병을 얻은 환자들에게 말해주고 싶다. 고통스러운 여정이지만 질병을 이겨내기 위해 최선을 다한다면 머지않아 밝은 미래를 만날 수 있을 것이라고. 힘든 여정을 잘 추스른 다음에 다시 힘을 내어 **잘 살아보자**고.

모범적인 20년 여정

안×× 환자는 20여 년 전 엄마 손에 이끌리어 김 박사의 진료실에 왔다. 그때 그녀의 나이 열여섯이었다. 몹시 겁먹은 얼굴로 들어서던 모습이 김 박사의 머릿속에 아직도 생생하다. 엄마의 눈짓에 겨우 자리를 잡은 환자는 고개를 들지 못했다. 그녀의 마음을 무언가 무거운 것이 짓누르고 있는 모양이었다. 엄마가 어렵게 말을 꺼냈다. 최근에 건강검진에서 간수치가 높은 것이 발견되어 정밀검사를 했더니 담당의사가 윌슨병이 의심된다고 말했다는 것이다. 그리고, 의사로부터 절망적인 얘기도 들었다고 했다. "윌슨병은 고칠 수 없고 평생 가지고 살아야 한다"고. 엄마는 하늘이 무너지는 심정이었다. 이제 고작 열여섯 살인 아이에게 이렇게 무거운 굴레는 너무 가혹한 것이 아닌가? 그것도 못난 어미 때문에 이런 고통을 겪게 되다니 이를 어떻게 해야 한다는 말인가?

지금까지 환자는 어떤 병도 앓은 적이 없고, 특별히 불편한 데도 없었다고 했다. 신체검사 결과 간과 비장이 커지지 않았고 신경 이상 징후도 나타나지 않았다. 김 박사는 확진을 위해 혈액과 소변 검사, 간 초음파 검사 그리고 안과 검사를 의뢰하였다. 컴퓨터에 입력을 모두 마친 후 김 박사는 환자 쪽으로 돌아앉아 두 손으로 환자의 손을 잡았다. 그리고 낮은 목소리로 천천히 말했다. "××양, 병 얘기를 듣고 많이 놀랐지요? 우리 미리 겁부터 먹지

맙시다. 우선 몇 가지 검사 결과를 확인한 후에, 간수치가 올라간 이유가 무엇인지, 과연 윌슨병이 맞는지, 그렇다면 어느 정도 진행되었는지, 좋아질 방법은 없는지, 이제부터 어떻게 관리하는 것이 최선인지 그때 가서 자세히 의논해 보기로 합시다. 어머니께서도 너무 앞서 걱정하지 마시고 결과가 나오면 다시 이야기를 나누도록 하시지요. 다음 진료 때 병에 대해서도 좀 더 자세히 말씀드리겠습니다."

보름쯤 지나서 안××환자 모녀가 김 박사의 진료실을 다시 방문했다. 차분해진 얼굴이었지만 여전히 불안한 표정이다. 모녀는 조심스레 각자의 의자에 몸을 기댄다. 그리고, 아무 말없이 김 박사의 입을 응시한다. 모녀가 들어오기 전에 이미 자료 검토를 마친 김 박사는 먼저 환자를 애틋하게 바라보며 말한다. "××양, 어디 불편한 데는 없나요? 어제 밤엔 잠을 잘 잤나요?" "네, 어디 아픈 데는 없어요, 교수님. 그런데 걱정이 되어서 잠을 좀 설쳤어요." 환자의 말은 또렷하지만 기운이 없어 보인다. "아이고 저런! 빨리 봐주려고 했는데도 시간이 좀 걸려서 마음 고생을 많이 시켰네요." 김 박사는 겨우 고개를 든 환자와 눈을 맞춘다.

"검사 결과를 종합해보니 윌슨병이 맞습니다. 윌슨병 때문에 간수치가 약간 높아져 있습니다. 간세포가 파괴되고 있다는 얘기입니다. 윌슨병은 몸에 구리가 축적되어서 주로 간과 신경계통에 문제를 일으키는 병입니다. 그런데, ××양의 경우, 현재 신경 이상의 징후는 없고 간질환도 비교적 가벼운 상태입니다. 경미한 간수치 상승이 있는 것으로 보아 간세포 파괴가 좀 진행되고 있다고 봅니다만, 간 손상이 오랫동안 지속되어 현재 간세포기능이 부족하다거나 간이 굳어져 간경변증으로 진행한 증거는 없습니다. 이제부터 잘 관리하여 간이 더 이상 나빠지지 않도록 하고 그 상태를 잘 유지하면 심각한 합병증을 겪지 않고 잘 살 수도 있을 겁니다." 약간 표정이 나아진 모녀에게 김 박사는 덧붙인다. 앞으로 남은 숙제가 있음을 알려준다. "물론 이 병은 없어지지 않습니다. 이미 듣고 오신 대로, 완치할 수는 없습니다. 평생 동안 관리할 필요가 있는 병입니다. 우선 가능한 한 구리가 많은 음식들을 피해야 합니다. 버섯, 간, 어패류(굴, 조개), 견과류, 코코아, 초콜릿, 바나나, 토마토, 포도, 땅콩, 밤, 말린 과일, 감자 등이 여기에 해당됩니다. (그림 1) ××양, 기억할 수 있겠어요?" 자세한 설명이 적힌 종이를 내밀며 김 박사가 덧붙인다. "나중에 시험볼 것이니 잘 알고 있어야 합니다. 병원에서는, 구리의 흡수를 억제하고 구리를 잘 배설하도록 하는 약을 포함해 몇몇 약들을 처방할 것입니다. 빠뜨리지 말고 잘 복용해야 합니다. 그리고 정기적으로 병원에 와서 진료를 받아야 합니다. 그래야 문제가 생기지 않았는지 꼼꼼히 확인하고 만일의 경우에 철저히 대처할 수 있습니다."

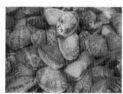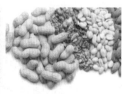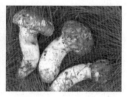

그림 1. 윌슨병 환자가 피해야 할 음식들

버섯, 간, 어패류(굴, 조개), 견과류, 코코아, 초콜릿, 바나나, 토마토, 포도, 땅콩, 밤, 말린 과일, 감자 등에는 구리가 많이 포함되어 있어 윌슨병 환자들이 피해야 한다.

김 박사는 당부를 더한다. "장기간 치료해야 하는 병을 얻었을 때에는 '왜 나에게만 이런 불행이 닥쳤을까?'하는 생각이 들기 쉽습니다. 하지만, 이런 상황을 **혼자만 겪는 불행**으로 생각하지 않는 것이 중요합니다. 사실 평생 동안 한두 가지 만성 질환을 경험하지 않고 사는 사람은 거의 없을 것입니다. 또한, 장기간의 관리가 필요하다고 실망하거나 너무 번거롭게 생각하지 말았으면 좋겠습니다. 알고 보면 우리가 매일같이 하고 있으면서도 귀찮아하지 않는 일들이 많습니다. 우리는 매일같이 샤워하고 양치질하고 식사를 하고 삽니다. 그것이 삶의 일부라고 생각하고 당연한 것으로 여깁니다. 우리 주위를 돌아보면 당뇨병이나 고혈압같이 장기간 관리해야 하는 질병들과 함께 사는 사람들이 많습니다. 약간 번거로운 일들을 겪어야 하지만 대부분의 사람들은 의연하게 이를 이겨내며 **잘 살고** 있습니다. 장기간 관리해야 하는 질병을 얻은 것이 **혼자만의 불행**이 아니라고 생각하고, 질병을 **까다로운 친구**로 여기며 **함께 살고** 있습니다. 부디 조급해하지 말고 마음이 평화로워지기 바랍니다."

김 박사는 다음으로 어머니의 시선을 찾는다. 조금 편해진 것 같으나 아직도 안절부절이다. 자신 때문에 사랑하는 딸이 병을 얻었다는 죄책감이 어머니의 눈을 촉촉하게 만든다. 김 박사는 어머니에게 전문적인 설명과 위로가 필요하다고 느낀다. "어머니, 윌슨병이 유전병인 것은 맞습니다. 그러나 이런 유전자를 가진 것이 어머니의 잘못은 아닙니다. 조금 범위를 넓혀 생각해 보면 우리 모두는 부모로부터 이런저런 유전자를 물려받습니다. 어떤 유전자는 삶에 유리하게 작용하고 어떤 유전자는 불리하게 작용합니다.

그렇다고 우리가 유전자 하나하나에 대해 누구를 탓하지는 않지 않습니까? 우리는 그것들을 있는 그대로 인정하고 살아갑니다. 유전적으로 질병을 얻은 경우라 해도, 자녀들이 그것을 오로지 부모 탓이라고만 생각하거나 부모가 이에 대해 죄책감을 갖는 것은 문제를 해결하는 데 아무 도움이 되지 않습니다. 우리 주변에 많은 사람들이 가지고 있는 당뇨병과 고혈압에 대해 생각해 봅시다. 우리는 이 병들을 유전병이라 부르지는 않습니다. 그러나, 이 병들이 유전적 경향을 가지고 있는 것은 사실입니다. 어떤 가족에는 당뇨병 환자가 많고, 어떤 가족에는 고지혈증이나 고혈압 환자가 많습니다. 유전적 소인의 강도에 차이는 있지만 윌슨병과 크게 다르지 않을 겁니다. 당뇨병이나 고혈압을 가진 모든 부모들이 자식들의 당뇨병과 고혈압에 대해 죄의식을 가지지 않듯이, 고혈압 환자인 자식들이 모두 부모를 탓하지 않듯이 윌슨병의 유전에 대해 전적으로 내 탓이라는 죄책감을 가지지는 마십시오." 김 박사는 부연 설명을 한다. 어린 딸의 앞날을 걱정하는 어머니의 마음을 읽었기 때문이다. "윌슨병의 경우 열성 유전을 합니다. (*열성 유전: 사람이나 동물의 세포 속에는 부모로부터 각각 받은 염색체 한 쌍씩이 존재하는데 이를 상동염색체라 한다. 열성 유전이란 상동염색체 두 개 모두에 이상이 있을 때 질병이 나타나는 경우를 말한다. 그러므로, 열성 유전일 경우, 상동염색체 중 한 개에만 이상이 있으면 보통 질병이 발생하지 않는다.) 즉, 부모 모두가 윌슨병 유전자를 가지고 있는 경우에만 질병이 나타납니다. 그리고, 윌슨병 유전자가 존재할 확률은 비교적 낮기 때문에 ××양의 자녀들에게 윌슨병이 유전될 확률은 그리 높지 않습니다. 앞으로 결혼해서 아이를 낳아 키워도 된다는 얘기입니다. 부디

×× 양의 치료에만 전념하시고 불필요한 죄책감을 갖지 마시기 바랍니다." 그제야 어머니는 옅은 미소를 띤다.

김 박사는 환자의 질병과 상태에 대해 확인한 후 언제나 장기적인 치료계획을 세운다. 거기에는 치료를 위한 약물 처방은 물론 향후 경과를 관찰하기 위한 계획도 포함된다. 그리고, 언제나 환자와 보호자를 격려하고 교육하는 일에 많은 시간을 할애한다. 환자가 장기적으로 질환을 관리하기 위해서는 무엇보다 생활습관의 변화가 필수적이라고 생각하기 때문이다. 또한, 아무리 좋은 치료계획을 세웠다고 하더라도 환자와 보호자들이 이를 잘 지키지 않는다면 아무 소용이 없기 때문이다.

석 달 후에 안×× 환자가 어머니와 함께 진료실을 재방문하였다. 모두 예전보다 표정이 많이 밝아졌다. 특히 ××이의 얼굴은 아이답게 맑다. "안녕하세요, 교수님." ××이가 먼저 인사를 한다. "그래, 그동안 약은 잘 먹었나요?" "네, 교수님." 즉각 답이 돌아온다. "음식 조심도 잘 했고요? 그럼 시험을 좀 볼까요?" "안 하셔도 괜찮아요. 교수님! 견과류, 어패류, 마른 과일, 초콜릿, ……" 김 박사가 칭찬한다. "잘 알고 있네요. 시험 보지 않아도 되겠네요. 훌륭합니다. 어디 불편한 데는 없었나요?" "아주 좋았어요. 학교에도 잘 다니고 시험도 잘 보았어요. 자랑해도 되지요? 교수님." "많이 씩씩해져서 보기 좋네요. 잘 하고 있습니다. 칭찬합니다. 그리고, 오늘 검사 결과를 보니 간수치가 정상으로 회복되었습니다. 좋은 소식입니다 이대로 잘 지내봅시다. 결과가 좋아져서 다음에는 6개월 뒤에 만나도 되겠네요. 그때까지 식이요법 잘 하고 약도 잘 먹기 바랍니다. ×× 양, 잘 할 수 있지요?" "네, 교수님. 걱정하지 마세요." 김 박사는 씩씩하고 밝아진 ××이를 보며 흐뭇하고 흡족하다.

안×× 환자는 현재 20년 넘게 김 박사의 진료실에 다닌다. 물론 그동안 문제가 전혀 없었던 것은 아니다. 감기몸살 때문에, 치통으로 복용한 진통소염제 때문에, 피치 못해 마신 술 때문에 그리고 부모님의 성화에 먹은 건강식품 때문에 몇 차례 간수치가 높아졌던 적이 있었다. 그러나, 그때마다 김 박사와 마주앉아 그 원인을 찾아내고 이내 간기능을 안정시켜 왔다. 그녀는 비교적 의사의 지시에 잘 따르는 편이고 질병의 경과가 좋아서 최근 10년 동안은 6개월에 한 번씩만 병원에 오고 있다. 특별한 증상도 없고 검사 결과도 좋다. 병원에 올 때마다 김 박사의 격려로 힘을 얻고 약을 처방받는다. 그리고, 다음 번 검사와 진료를 예약하고 돌아간다.

머리가 좋고 성실한 안×× 환자는 10여 년 전 대기업에 입사하여 지금은 과장이 되었다. 그리고, 결혼을 하여 최근에 아이도 낳았다. 대기업에 입사한 직후에 김 박사의 진료실을 찾은 환자는 김 박사에게 수줍은 듯 선물을 내밀었다. 고급 볼펜이었다. "교수님, 고맙습니다. 교수님께서 돌봐 주시고 힘을 주셔서 이번에 ××에 입사하였습니다. 모두 교수님 덕분입니다. 앞으로도 치료 잘 받으며 열심히 살겠습니다." 김 박사도 대견한 듯 미소 띤 얼굴로 ××이와 눈을 맞춘다. 눈가가 촉촉해진 김 박사는 임상의사로서의 보람을 한껏 느낀다. 그녀는 요즘 진료실에 올 때마다 김 박사에게 말한다. "박사님, 이제 여기 진료실에 오면 기분이 좋아져요. 박사님 얼굴을 뵙고 좋은 결과를 확인하면 '앞으로 6개월 또 걱정 없이 살 수 있겠구나'하는 생각이 들어서 기쁜 마음으로 돌아갈 수 있어요. 정말 고맙습니다, 교수님."

반성 그리고 마침내 얻은 평화

서×× 님은 57세 여자 환자이다. 어려서 B형 간염바이러스 보유자란 소리를 들었지만 검사를 정기적으로 받지는 않았다. 바쁘게 살다 보니 자신의 몸을 돌보는 데 좀 게을렀다고 환자는 말한다. 그녀는 5년 전에 다리가 붓고 배가 불러서 근처 병원에 갔다. 의사는 그녀의 간이 굳었다고, 그래서 몸이 붓고 복수가 찬 것이라고 말했다. 도저히 믿을 수 없어 대형병원의 김 박사 진료실을 찾았다. 자신의 간 상태를 정확하게 확인하고 간에 문제가 있다면 명의로부터 특효약을 받기 위해서였다.

김 박사는 검사 결과를 확인한 후에 환자와 마주앉았다. "환자분, 검사하는 데 어려움은 없었습니까?" 환자는 건성으로 답한다. "네, 뭐……" 그리고 설명을 재촉한다. "검사 결과가 좋지 않나요, 박사님?" 김 박사는 천천히 낮은 목소리로 설명을 시작한다. "마음이 급하신 것 같습니다. 그럼 환자분의 검사 결과부터 말씀드리겠습니다. 결과를 종합해보니 환자분께서는 만성 B형 간염을 오래 앓아 오셨고 지금은 간이 많이 굳어져 있는 간경변증 상태입니다. 내시경검사 사진들을 보면 식도에 혈관이 굵어져 있는 정맥류들이 보입니다. 이것이 간이 많이 굳어진 증거들 중 하나입니다. 그리고, CT 스캔 사진에는 간 표면이 울퉁불퉁하고 비장도 커져 있고 복수가 있는 것이 보입니다. 이것들도 간경변증의 소견들입니다. 이미 들으셔서 알고 계실 줄 압니다만, 간은 일단 굳어지면 대부분 간기능이 회복되거나 굳은 살이 없어지지 않습니다. 앞으로 저염식 등을 철저히 하지 않거나 위장에 해를 끼칠 수 있는 것들을 피하지 않으면 이 정맥류들이 파열되어 피를 토할 수 있습니다. 그리고, 저염식을 철저히 하셔야 붓지 않고 복수도 생기지 않을 겁니다. 또한, 비장이 커져서 혈액 내에 백혈구와 혈소판이 감소되어 있습니다. 그 결과 염증이 잘 생길 수 있고 멍도 잘 들 수 있으니 이에 대한 주의 역시 필요합니다."

김 박사는 실망하는 표정이 역력한 환자를 쳐다보며 잠시 말을 끊는다. 그리고 환자와 눈을 맞추려 애쓴다. 그러나, 환자의 떨궈진 시선은 돌아오지 않는다. 김 박사는 환자의 기운을 북돋울 필요가 있다고 느낀다. "환자분, 많이 실망하셨습니까? 그러나, 아직 낙담하기에는 이릅니다. 지금부터 간기능이 더 이상 나빠지지 않도록 노력하고 최상의 간기능을 잘 유지하면 조금 불편할 수는 있어도 정상에 가깝게 살아나갈 수도 있습니다. 힘을 내셔서 우리 함께 열심히 노력해봅시다. 저와 우리 병원에서 열심히 도와드리도록 노력하겠습니다." 그리고 조심스레 말을 잇는다. "앞서 말씀드린 대로 저염식을 철저히 하시는 것이 중요합니다. 그리고 간에 해가 될 수 있는 것들을 철저히 피하셔야 합니다. 물론 술을 드시면 안 되고 간에 해를 끼칠 가능성이 있는 약들도 피하셔야 합니다. 앞으로 장기간 약을 사용해야 하는 일이 생기면 꼭 저와 의논해 주십시오. 제가 그때그때 그 약이 간에 해롭지 않은지 확인해드리겠습니다. 검사상 혈청 알부민치가 낮아서 부종과 복수가 심하니, 오늘 알부민 주사를 한 병 맞고 가십시오. 그리고, 오늘 꼭 필요한 복용약을 처방해 드릴 테니 다음 번 오실 때까지 잘 복용하고 오시기 바랍니다." 김 박사는 꼼꼼히 설명한 후 환자의 대답을 기다린다.

환자는 약간 고개를 들고 주저주저 묻는다. "교수님, 제 병을 고칠 수 없다는 말씀이지요? 간 속의 굳은 살을 없애주지 못하신다는 말씀 아닌가요? 어떤 이는 ○○즙을 먹고 간경변증을 고쳤다고 하고 어떤 이는 **를 고아 먹고 만성 간염을 고쳤다고 하는데 박사님 의견은 어떠세요?" 너무나도 직설적인 질문에 김 박사가 잠시 당혹스러운 표정을 짓는다. 그리고, 환자와 눈을 마주한 채 상체를 약간 더 환자 쪽으로 향한다. "네, 환자분께서 잘 알고 계시는 대로 현대의학으로는 간경변증 간의 기능을 향상시켜주거나 간에서 굳은 살을 없애 드릴 수는 없습니다. 물론 일부 환자들의 경우, 장기간 간기능의 악화를 예방하며 기다리다 보면 간경변증의 중증도가 개선되고 간기능이 어느 정도 좋아지기는 합니다. 그러나, 이런 경우를 미리 예견할 수는 없습니다. 그렇다고 해서 지레 낙담하거나 포기하실 필요는 없습니다. 우리가 애초에 간기능을 여유있게 가지고 태어나기 때문에 처음 간기능의 약 10 내지 15퍼센트만 지킨다면 생존할 수 있기 때문입니다. 물론 간기능이 감소함에 따라 다양한 문제를 겪기도 합니다만 환자분의 경우에 지금의 간기능을 잘 유지한다면 꾸준히 관리하면서 정상에 가깝게 살아갈 수 있습니다."

김 박사는 환자의 이해를 돕기 위해 약간의 부연설명을 한다. 김 박사의 표정에 안타까우면서도 절실한 마음이 그대로 나타나 있다. "조금만 더 냉정히 생각하시고 침착하고 현명하게 대처해 나가시기 바랍니다. 만성 질환들, 만성 간염을 포함해서 당뇨병, 고혈압, 관절염 등을 치료하실 경우 그 치료 목표를 잘 이해하셔야 합니다. 당뇨병, 고혈압, 만성 콩팥병 혹은 만성 간질환 같은 만성 질환들은 대부분 관리하는 병이지 완치되는 병이 아닙니다. 피부에 상처가 나서 치료를 할 경우, 그 상처가 아물면 우린 그것이 치료되었다고 합니다. 사실은 그곳에 흉터가 남아있음에도 불구하고 말입니다. 그건 우리가 감수하고 살아야 하고 그렇게 하여도 사는 데 큰 지장이 없으니까요. 왜 흉터가 남았느냐고 따지지도 않고 흉터 없이 낫기 위해 안절부절하지도 않습니다. 간경변증도 마찬가지입니다. 간기능의 악화를 막고 간이 더 이상 굳어지지 않도록 관리하는 병입니다. 사실이 그럴진대 '○○즙을 먹고 간경변증을 고쳤다'는 말을 어떻게 해석하면 좋을까요? B형 간염바이러스를 몸에서 완전히 제거했습니까? 간기능이 정상으로 회복했습니까? 간에서 굳은 살이 모두 빠졌습니까? 앞으로 간에서 종양이 발생할 위험을 모두 없앴습니까? 그것이 아니라면 '간경변증을 고쳤다'는 말은 올바른 표현이 아닐 겁니다. 저의 임상 경험에 비추어 보면 소위 건강식품을 먹고 오히려 간기능이 악화되는 환자들이 적지 않습니다. 그렇기 때문에 환자분께서는 앞으로 간에 해가 될 가능성이 있는 일은 절대로 하지 않으셔야 합니다. 부디 현명한 판단으로 질병을 잘 관리해 나가시기 바랍니다."

환자는 애매한 표정을 지으며 진료실을 떠났다. 그리고 다음 진료 예약일에 김 박사의 진료실을 방문하지 않았다. 그리고, 서너 달이 지난 후 의식이 혼미해져 응급실로 실려왔다. 응급조치를 마친 환자는 입원하여 김 박사를 만났다. 환자는 간성 혼수와 함께 심한 복수 그리고 황달이 동반되어 있었다. 간기능이 심각하게 악화된 소견이다. 환자는 그동안 **와 ○○즙을 복용했다고 했다.

그 밖에도 외국에서 '특효약'을 구해 먹었다고 했다.

  김 박사는 병실 복도에서 회진에 동행한 의료진을 교육한다. "몸이 아픈 환자들은 마음이 작아집니다. 사랑하는 가족의 고통은 보호자들을 더욱더 아프게 합니다. 이럴 땐 누구나 쉽게 조급해집니다. 주위의 과장된 유혹도 그럴듯해 보입니다. 우리는 환자와 보호자들의 마음에 공감해야 합니다. 하지만, 이런 상황 때문에 환자가 피해를 입거나 고통을 당해서는 안 됩니다. 환자들이 최상의 치료를 받을 수 있는 기회를 놓치지 않도록 최선을 다해 안내해야 합니다. 환자들이 포장된 유혹에 그리고 무책임한 상혼에 몸을 맡기지 않도록 철저히 교육해야 합니다. 이 환자의 경우, 저의 노력에도 불구하고 유혹에 빠져 이렇게 병이 악화되었습니다. 환자의 신뢰와 존중을 받지 못한 제 잘못이 제일 큽니다." 김 박사는 긴 숨을 내쉰 후 환자의 상태와 향후 치료 계획에 대해 진료팀원들에게 세밀하게 설명한다.

  다음날 회진 시간에 김 박사가 다시 환자를 찾았다. "서×× 환자분, 오늘은 불편한 게 좀 나아졌습니까? 어제 잠을 잘 주무셨나요?" 환자의 손과 손목을 두 손으로 잡으며 김 박사가 환자에게 물었다. 환자와 마음을 나누면서 환자의 활력징후를 확인하고 의식 수준을 점검하는 김 박사의 진찰 방법이다. 환자의 의식은 맑아졌다. 아직 복수와 황달이 있어 소화 장애와 호흡 곤란을 호소하지만 한결 호전된 모습이었다. 김 박사는 환자와 보호자가 함께한 자리에서 환자의 현재 상태와 앞으로의 치료 계획에 대해 설명했다. "어제 고생이 많으셨습니다. 간기능이 부족하면 이처럼 다양한 합병증들이 나타날 수 있습니다. 유감스럽게도 지난번 진료 때보

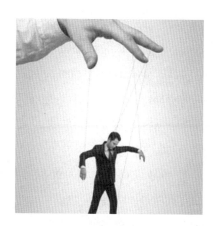

그림 2. 유혹

위중한 병을 얻은 환자와 가족들은 마음이 위축되고 조급해지기 십상이다. 그 결과, 주위의 과장된 유혹에 빠지기 쉽다. 의료진은 환자와 가족들이 포장된 유혹에 혹은 무책임한 상혼에 몸을 맡기지 않도록 철저하게 교육해야 한다.

다 간기능이 조금 더 나빠졌습니다. 느끼시겠지만, 황달이 새로 생겼고 복수도 더 심해졌습니다. 거기다가 복수에 염증이 생겨 배도 많이 아프고 숨도 많이 찼을 겁니다. 어제 정신이 흐려졌던 것도 간기능이 부족한 데다가 복막염이 생기고 탈수가 되어 간성 혼수가 왔기 때문입니다. 서둘러 치료해야 할 일들이 많습니다. 얼마나 회복할 수 있을지 전부 알 수는 없지만 회복할 수 있는 부분들을 열심히 찾아서 치료해 봅시다. 희망을 가지고 함께 열심히 노력해 봅시다. 그리고, 다시 말씀드리지만, 앞으로는 간에 해가 될 가능성이 있는 소위 '특효약'이나 건강식품들을 반드시 피하셔야 합니다. 그래야만 간기능의 회복을 기대할 수 있습니다. 간기능이 회복되지 않고 계속 나빠지면 서둘러 간이식을 하는 방법밖에 없습니다."

환자는 흐르는 눈물을 훔치며 가볍게 고개를 끄덕인다. 그리고 작은 목소리로 말한다. "교수님, 정말 죄송합니다. 지난번 외래에 왔을 때 자상하게 알려주셨는데 제가 그만 어리석은 욕심을 부렸습니다. 앞으로 제게 기회가 남아 있다면 열심히 병원에 다니며 치료를 잘 받겠습니다. 저를 위해 한 번만 더 노력해 주십시오, 교수님." 끝으로 갈수록 환자의 음성이 점점 더 작아지더니 이내 고개를 숙이고 만다. 김 박사가 다가가 환자의 어깨를 두드린다. "그럼요. 병원이나 의료진은 환자분들을 도와드리기 위해 존재하는 겁니다. 우리는 환자분을 열심히 도와드릴 준비가 되어 있습니다. 그러나, 의료진은 환자분이 견디는 만큼 적극적으로 치료할 수 있음을 잊지 마셨으면 합니다."

다행히 서×× 환자의 복막염은 성공적으로 치료되었고 두 달여에 걸친 노력 끝에 황달도 거의 없어졌다. 물론 지금 간기능이 많이 안정되어 있지만 처음 병원에 왔을 때보다는 간기능이 조금 더 나쁜 상태이다. 따라서, 복수와 부종, 소화장애, 출혈 경향 등의 증상이 남아 있고, 복용약과 주사제의 도움이 필요한 상태이다. 그러나, 요즘 환자의 표정은 매우 평화롭다. 간기능을 아끼며 살고 있다. 김 박사의 지시에 잘 따르고 병원에도 정기적으로 잘 다니고 있다. 요행을 바라기보다 현대의학에 의지하여 최선을 다하겠다고 단단히 결심한 것 같다. 김 박사는, 환자가 아직 젊은 나이임을 감안할 때, 기회가 되어 간이식을 할 수 있으면 좋겠다고 생각하고 있다. 환자 가족들 중에 적당한 간 공여자가 없기 때문에, 주위에서 선의의 기증자가 나타났으면, 뇌사자 간을 기증받을 기회가 있으면 좋겠다고 고대하고 있다.

임상의사의 역할

의사란 어떤 존재인가? 좀 더 세분하여 임상의사란 어떤 존재인가? 『김 박사의 공감 클리닉』(2021)에서 이미 언급한 바와 같이, 김 박사는 의과대학 학생강의를 시작할 때마다 반복해서 임상의사가 누구인지에 대해 설명한다. 그것이 우리 공감진료의 출발점이기 때문이다. 김 박사는 우선 임상의사의 대상인 환자를 정의한다. "급만성 질환 혹은 외상으로 인해 건강관리와 의료를 제공받는 사람을 일반적으로 환자라고 정의할 수 있습니다. 그러나, 임상의사 개개인의 위치에서 보면, '아픈 사람들'이 모두 자신이 돌보아야 하는 '나의' 환자일 수 없습니다. 그럴 수도 없거니와 의사를 위해서도 환자를 위해서도 그래서는 안 됩니다. 의학적인 문제를 가지고 있는 환자는 병원을 찾아 자신이 원하는 의사에게 전문적인 도움을 **청**하게 됩니다. 이 과정을 통해 한 의사는 어떤 환자를 '**나의 환자**'라고 생각하게 됩니다. 이때 환자가 **의학적인** 도움을 청해야 한다는 사실이 중요합니다. 의학적인 도움이 아닌 다른 것을 원해서도 안 되고 **내놓**으라고 강요해서도 안 됩니다. 이런 약속은 의사-환자 간에 공감과 소통의 폭을 넓히는 데 매우 중요합니다."

다음으로 김 박사는 임상의사를 정의한다. "그러면 이러한 환자를 돌보는 위치에 있는 임상의사는 어떤 사람입니까? 여러분들이 미래에 서있게 될 그 자리 말입니다. 우선 사회에서 요구하는 기본적인 자격을 갖추어야 하겠지요. 의과대학을 졸업하고 의사면허시험을 통과해야 한다는 말입니다. 그러나 의사면허증을 가지고 있다고 해서 모든 사람들이 진정한 의미의 임상의사일까요? 앞에서 정의한 환자를 담당하여 그를 도와줄 수 있는 전문가의 자격이 있다고 할 수 있을까요? 진정한 임상의사가 되기에는, 의학적인 문제로 고통받는 환자들에게 전문적인 도움을 주고 그들의 고통을 덜어줄 수 있다고 인정받기에는 아직까지 부족합니다.

우선 임상의사는 **직업인**이어야 합니다. 일생을 의업에 바쳐 봉사할 의지가 있어야 합니다. 그리고, 전문적으로 환자를 도와줄 수 있는 능력이 있어야 합니다. 즉, 일생 동안 변함없이 환자를 도와줄 의지를 가지고 있는지 스스로 확인해야 하고, 환자의 문제를 해결하는 데 필요한 임상능력을 배양하고 이를 계속해서 향상시켜 나갈 의무를 다해야 합니다. 다시 말해, 임상의사는 평생토록 공부하고 스스로를 수련하는 직업인입니다."

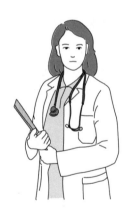

그림 3. 임상의사

임상의사는 일생을 의업에 바쳐 봉사할 의지가 있어야 한다. 그리고, 전문적으로 환자를 도와줄 수 있는 능력을 갖추고 있어야 한다.

김 박사는 기회가 있을 때마다 학생들과 전공의들에게 강조한다. 환자의 의학적 문제가 가지는 의미를 파악하고 그 원인과 해결책에 대해 판단하며 끝내 환자에게 이익을 줄 수 있도록 노력하는 것이 임상의사의 역할임을 강조한다. 이런 역할을 제대로 수행하려면 임상의사는 **오케스트라의 지휘자**가 되어야 한다는 것이 김 박사의 신념이다. (그림 4) 오케스트라의 지휘자는 모든 악기와 합창단의 소리를 세밀하게 파악하고 있어야 하고, 그 소리에 익숙하여 각각의 소리를 분별할 수 있어야 한다. 개별 악기가 내는 소리의 장점들이 최대한 발휘되도록 그리고 그들이 조화롭게 어울릴 수 있도록 적시에 사인을 줄 수 있어야 한다. 관중의 박수가 쏟아질 때에는 그 공을 연주자들에게 돌릴 수 있어야 하고 혹여 불협화음으로 비난받을 때에는 스스로 고개를 숙일 줄도 알아야 한다. 실수를 피아니스트에게 돌리거나 박수를 혼자 가로채려 해서는 안 된다. 임상의사의 역할 역시 그렇다. 진료과정에서 환자에게 최대한의 이익을 돌리려면 수많은 의료진의 도움이 필수적이다. 임상의사는 모든 의료진이 환자중심적으로 움직이도록 구심점이 되어야 한다. 모든 의료진의 역량을 최대한으로 끌어올릴 책임이 임상의사에게 있다. 그들이 그렇게 할 수 있도록 하는 구심력은 임상의사가 결과에 모든 책임을 지겠다는 약속으로부터 출발한다. 의료진이 최선을 다한 후에 발생할 수 있는 문제들에 대해서 모두 각자가 책임지라고 한다면 그 누가 위험을 감수하는 일에 최선을 다하겠는가? 임상의사는 진료의 책임자로서 오케스트라의 지휘자로서 자신의 위치를 인정하고 스스로 책임을 다해야 한다고 마음먹을 필요가 있다.

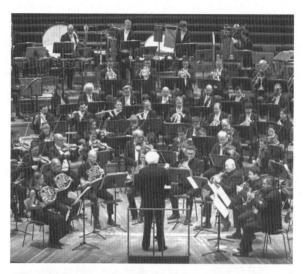

그림 4. 감동적인 음악으로 우리의 마음을 움직이는 오케스트라

임상의사는 오케스트라의 지휘자라는 것이 김 박사의 신념이다. 진료과정에서 환자에게 최대한의 이익을 돌리려면 수많은 의료진의 도움이 필수적이다. 임상의사는 모든 의료진이 환자중심적으로 움직이도록 구심점이 되어야 한다.

김 박사는 임상의사가 되길 잘했다고 생각한다. 수십 년의 경험을 되돌아보며 그는 임상의사야말로 진정 보람 있는 직업이라고 생각한다. 요즘같이 컴퓨터의 지능에 사람들의 기대가 모아지면서 질병의 진단과 치료에까지 컴퓨터를 도입하자고 설왕설래하는 때에 김 박사는 의료에 있어서 특히 인간과 인문학의 중요성을 강조한다. 컴퓨터는 똑똑하기 때문에 그동안 인간들이 시행해온 현대의학을 실수 없이 반복할 수 있을 것이다. 좀 더 정확히 얘기하면, 인간이 시도해온 진료의 중간 수준 이상을 시행할 수는 있을지 모른다. 그러나, 기계는 인간의 체온을 느낄 수 없고 슬픔과 고통을 공유할 수도 없다. 질환의 여정을 함께할 수 없고 환자와 손잡고 걸을 수도 없다. 통증의 강도에 따라 진통제의 용량을 조절할 수 있을지언정 임계값을 낮추어 환자가 통증을 느끼지 않도록 만들 수는 없을 것이다. 세월이 열 번 바뀌어도 **컴퓨터는 진정 실력 있는 임상의사가 될 수 없다**는 것이 김 박사이 지론이다. (그림 5)

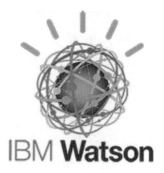

그림 5. IBM Watson 슈퍼컴퓨터

왓슨을 비롯한 슈퍼컴퓨터들이 환자에게 최적인 진단 및 치료 알고리즘을 제공함으로써 머지않아 맞춤의료 시대가 열릴 것이라고 많은 사람들이 예견하였다. 과연 많은 사람들이 기대하듯 AI가 실력 있는 임상의사의 역할을 대체할 수 있을까? 인공지능은 환자와 고통과 슬픔을 공유할 수 없다. 그렇기 때문에 AI가 진정 실력 있는 임상의사가 될 수 없을 것이라는 것이 김 박사의 지론이다.

요즘 들어 김 박사는 어릴 적 친구들과 뛰놀던 너른 들판과 나지막한 언덕이 자주 머리에 떠오른다. (그림 6) 언제나 대여섯이 시끌벅적 망아지처럼 뛰어다니며 놀았었다. 아이들도 위기에 처했을 땐 리더가 필요했다. 어디로 갈지 무얼 먹을지 결정해야 했다. 김 박사는 그 시절 그 친구들의 지혜로움에 지금까지도 감동하고 있다. 그들은 머뭇거림 없이 리더를 뽑았다. 그리고 그를 중심으로 의견을 모았다. 그런 후엔 함께 뛰었고 리더는 책임 있게 행동하려고 최선을 다했다. 물론 일이 끝난 후 모든 책임도 리더의 몫이었다. 김 박사는 친구들과 뛰놀던 기억을 대형병원 진료팀과 대비해 생각해 본다. 임상의사의 역할을 되새겨본다. 진료팀의 리더는 임상의사이다. 그의 역할이 가장 크다는 의미는 아니다. 그러나, 공동의 목적을 위해선 누군가 여럿의 힘을 모을 수 있도록 구심점이 되어야 한다. 그리고 합리적인 결정과 추진력을 발휘해야 한다. 그리고, 그는 결과에 책임을 질 각오도 함께 해야 한다. 불리하다고 책임을 다른 이에게 떠넘기거나 공을 혼자 가로채려 해서는 안 된다. 그것이 진정 리더의 조건일 것이다.

친구들의 리더가 되려면 갖추어야 할 조건이 있었다. 임상의사의 역할도 다르지 않으리라고 김 박사는 생각한다. 대여섯의 아

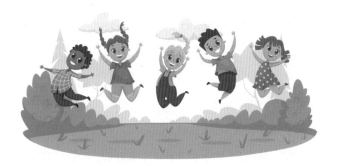

그림 6. 골목대장

함께 뛰노는 아이들도 리더를 뽑는다. 그들은 리더를 중심으로 의견을 모은다. 리더는 책임 있게 행동하려고 최선을 다한다. 물론 일이 끝난 후 모든 책임도 리더의 몫이다.

이들이 리더를 뽑던 모습을 기억해 본다. 아이들은 뛰놀다가 목마르고 허기가 지면 이내 먹고 마셔야 한다. 그래야 다시 힘을 낼 수가 있다. 허기와 갈증이 사라지지 않으면 신을 낼 수가 없다. 그렇기 때문에, 산과 들에서 먹거리를 잘 찾아내는 친구가 리더가 되곤 한다. 갑자기 비를 만나면 아이들은 안절부절이다. 위험 속에서 아이들을 안전하게 이끌어줄 리더가 필요하다. 용기와 결단력이 필요하다. 그래서 아이들은 스스로 용기와 결단력을 시험한다. 좀 더 높은 곳에서 뛰어내릴 용기를 가진 동료를 리더로 인정한다. 진료팀의 리더도 그래야 하지 않을까? 무엇보다 의료진이 지속적으로 자신들의 일에 정진할 수 있도록 미래 비전을 가져야 할 것이다. 의료진이 위험한 일들을 마음놓고 할 수 있도록 안전한 울타리가 되어야 할 것이다. 그리고, 필요한 일이라면 주저 없이 시도할 수 있는 결단과 용기 역시 필요할 것이다. 물론 진료에 있어서 이 모든 것들은 환자의 이익을 최우선적으로 고려해야 할 것이다.

공감진료를 향하여

김 박사의 학자 친구들은 요즘 세상을 더 크고 더 넓게 보는 듯하다. 그들은 대부분 현대의학의 발전에 크나큰 족적을 남긴 사람들이다. 김 박사는 그동안 그들은 만날 때마다 생명의 근원을 이야기해왔다. 좀 더 세밀한 생명의 비밀을 파헤치려고 온 힘을 쏟아왔다. 개체보다 장기, 장기보다 더 작은 조직 그리고 나아가 분자 수준까지 생명과학자들은 지치지 않고 좀 더 세밀하게 파고 들었다. 금세 모든 비밀이 옷을 벗을 거라고 그들은 믿고 스스로를 독려했었다. 그러나, 모두 이순의 나이를 넘긴 친구들은 이제 고개를 들어 하늘과 세상을 더 자주 보는 듯하다. 좀 더 자연에 가까이 가는 듯하다. 바람이 풍선을 움직이는 원리보다 풍선을 움직이는 바람의 존재와 의미에 좀 더 관심을 두는 듯하다. 드디어 자신까지 바람에 맡기는 듯하다. 김 박사는 문득 예전에 써둔 시 「봄비」가 생각난다.

봄 비

창 밖에 봄비가 몹시 바쁘다
조그만 손을 재게 놀린다

어제 온 황사 바람
달래주고 있구나
사철나무 겨울 때
씻겨주고 있구나

갓 내민 민들레
토닥토닥
쓰다듬고 있구나
수줍은 버들잎
둥개둥개
얼러주고 있구나

떼쓰는 아이 마음
넉넉하게
넓혀주고 있구나
먹먹한 친구 소식
잠시 옆에
앉혀두고 있구나

임상의사로서 40년을 살아온 김 박사는 그동안 질병과 **싸워온** 자신을 생각하면 못내 겸연쩍다. 이겨보려 했고 정복하겠다고 마음먹은 적도 있다. 그러나, 결과적으로 현대의학이 질병을 이긴 적은 없는 듯하다. 질병이 스스로 물러났던 적은 있어도 현대의학이 질병을 물리친 적은 없었던 것 같다. 요즘 들어 김 박사는 질병과 **싸우려는** 생각에서 조금씩 벗어나는 듯하다. 이제는 질병에 **대처하고** 질병과 **함께 사는** 방법을 터득하려 하고 있다. 환자들로 하여금 **질병과 친구가 되도록** 돕는 것이 그들을 보다 더 **잘 살게** 하는 방법이라고 믿고 있다. 김 박사는 위기에 처해 방황하는 환자들을 진료실에서 만날 때마다 그들과 마음을 나누면서 손잡고 같이 걷고자 노력한다. 이런 공감진료가 진료실을 따뜻하고 풍성하게 만들 것으로 믿으면서…… 토닥토닥 대지를 적시며 고통과 혼란 속에 있는 자연을 위로하는 봄비처럼 김 박사는 말없이 환자의 손을 잡고 그들과 마음을 맞추려고 애쓰고 있다. 그것이 환자에게 위로와 격려가 되길 소망하면서……

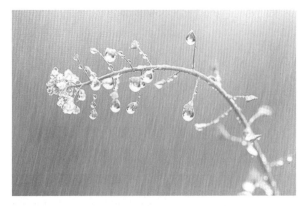

그림 7. 봄비

봄비는 토닥토닥 대지를 적시면서 혼란 속에 있는 자연을 위로하는 듯하다.

김 박사의 김치찌개

김 박사가 저녁식사를 대접하겠다며 진료팀과 연구팀 의료진을 집으로 초대했다. 연구팀의 임 교수, 장 연구원 그리고 조 간호사가 먼저 김 박사의 아파트로 들어선다. "교수님, 안녕하셨습니까? 그런데 이게 무슨 구수한 냄새인가요? 뭔가 근사한 음식이 나올 것 같습니다." 김 박사가 주방에서 손님을 맞으며 답한다. "뭐 별 건 아닌데…… 냄새가 괜찮나요? 제시간에 꼭 맞추어 도착했네요. 길은 막히지 않던가요?" "네, 잘 왔습니다, 교수님." "거기 의자에 편히 앉아 조금만 기다려 주세요." 곧이어 초인종 소리가 들리고 진료팀 식구들이 도착했다. 전임의 양 선생, 전공의 박 선생과 김 선생, 병실 김 수간호사 그리고 외래 최 간호사가 함께 왔다. 들고 온 와인을 내려 놓으며 양 선생이 넉살을 떤다. "교수님, 어제부터 굶었더니 배고파 죽겠습니다. 빨리 먹을 것 좀 주십시오. 구수한 냄새를 맡으니 도저히 참을 수가 없습니다." 김 박사가 웃으며 응수한다. "맛있는 음식들이 많이 준비되어 있습니다. 모두들 식탁으로 오세요."

식탁은 각양각색의 음식들로 가득하다. 특히 잡채와 생선찜에서 풍기는 냄새가 입맛을 돋운다. 전임의 양 선생이 놀란 표정으로 물었다. "교수님, 이 많은 것들을 모두 교수님께서 직접 만드셨습니까? 놀랍습니다." 김 박사가 대답한다. "그럴 리가 있습니까? 제게 그런 재주가 있으면 얼마나 좋겠습니까? 이것들 대부분은 솜씨 좋은 집사람 작품입니다. 제가 조수 노릇을 좀 하긴 했습니다만." 그런데 몹시 분주한 식탁의 한가운데가 비어있다. 박 선생이 기대에 찬 얼굴로 김 박사에게 묻는다. "교수님, 뭐 더 주실 게 남아 있나요? 가운데 중요한 자리가 비어 있으니 말씀입니다." 김 박사가 웃으며 답한다. "예리하네요, 박 선생. 오늘 식탁의 주인공이 나올 차례입니다." 그리고 조심스레 큰 냄비를 양 손으로 들어 보인다. 김치찌개다. 임 교수는 이미 눈치챈 듯 빙그레 웃고 있다.

드디어 김 박사 부부가 식탁 한 켠에 자리를 잡자 일행들은 기다렸다는 듯이 음식을 각자의 접시에 담으며 황홀해한다. 그중에도 전공의 박 선생과 김 선생 손이 제일 바쁘다. 말을 건넬 틈도 없이 탐스럽게 식사하는 모습을 보며 김 박사 부부는 마음이 흡족하다. 김 박사는 간호사들에게 음식을 권한다. "김 수간호사, 최 간호사 그리고 조 간호사 천천히 많이 드세요. 특히 김치찌개는 온전히 제 작품이니 드시고 맛에 대해 품평해 주세요." 간호사들은 수줍은 듯 조심스레 김치찌개 맛을 본다. 그리고 의외라는 표

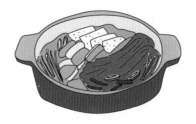

그림 8. 김치찌개

김치찌개는 맛있다. 그리고 그 맛은 언제나 한결같다. 먹으면 편안해지고 몸의 일부인 것 같아 많은 사람들이 좋아한다.

정으로 눈을 크게 뜨고 서로를 쳐다본다. (그림 8)

어느 정도 식탁이 비워질 즈음, 김 박사 부부는 손님들 앞에 후식을 돌린다. 손님들이 일어나 도우려 하자 김 박사가 손사래를 친다. 다시 식탁 한 켠에 자리한 김 박사가 입을 뗀다. "모두들 맛있게 드셨습니까? 그래 무엇이 제일 맛있었습니까?" 양 선생이 김 박사의 노고를 감안하여 먼저 나선다. "모두 다 맛있었습니다만, 그중에서 제일 좋았던 것은 김치찌개였습니다, 교수님. 이 맛있는 김치찌개가 교수님 작품이라니 놀랍기 그지 없습니다." 김 박사가 감사를 표한다. "양 선생, 그거 영혼 없는 발언은 아니겠지요? 어찌되었든지 간에 김치찌개를 맛있게 드셨다니 다행이고 또한 감사합니다."

김 박사의 김치찌개 예찬이 이어진다. "우리 한국인 대부분은 김치를 좋아합니다. 요즘 젊은이들 중에는 그렇지 않은 사람들도 적지 않다고 합니다만. 김치는 배추와 무를 비롯한 야채들을 적절히 발효시켜 오랫동안 맛을 유지하며 먹을 수 있도록 만든 훌륭한 건강식품이지요. 그리고, 우리 조상들께서는 잘 발효되어 신 맛이 나는 배추김치를 이용하여 맛있는 김치찌개를 개발하셨지요. 재료가 간단하고 만들기도 쉬워서 대다수 한국인들이 김치찌개를 즐기는 것 같습니다. 일반적으로 김치찌개에는 배추김치와 채소, 두부 그리고 돼지고기가 재료로 이용되지요. 김치찌개에는 어느 정도 발효가 되어 신 맛이 나는 김치를 사용하는 것이 아주 중요한 것 같습니다. 그리고, 김치찌개가 맛있는 이유는 재료들이 잘 어우러지기 때문이 아닌가 생각합니다. 우선 배추김치는 적절히 발효되어 다른 식재료들을 품을 준비가 되어 있지요. 돼지고기는 단백질을 제공하여 음식을 균형 있게 할 뿐만 아니라 비계의 고소함이 신 김치에 배어들어 찌개의 풍미를 높입니다. 두부는 국물에 조화롭게 우러난 식재료와 양념의 어울린 맛을 고스란히 품어서 한 번에 맛의 조화를 느끼도록 합니다. 참으로 절묘하지 않습니까?" 김 박사의 김치찌개 예찬에 모두 움직임을 멈추고 눈을 휘둥그레 뜬다.

김 박사는 신이 나서 말을 이어간다. "개인적인 얘기를 덧붙이자면, 어릴 적부터 제가 제일 좋아하는 음식이 김치찌개입니다. 제가 좋아하기 때문에 김치찌개를 맛있게 끓이는 방법에 대해 공부도 하였고 수많은 시행착오를 거쳐 지금은 비교적 수준급으로 김치찌개를 끓입니다. 얘기가 조금 옆으로 샜습니다만, 아무튼 김치찌개는 맛있습니다. 그리고 그 맛은 언제나 한결같습니다. 먹으면 편안하고 몸의 일부인 것 같아 많은 사람들이 좋아하는 것 같습니다."

김 박사는 내친 김에 교육시간으로 돌입한다. "김치찌개는 우리 의료진에게도 중요한 교훈을 줍니다. 김치찌개와 같이 우리 의료진도 함께 어울려 공감 클리닉을 만들어야 합니다. 우리 진료실을 방문하는 환자들에게 언제나 따뜻하고 풍성한 진료, 다시 말해 공감진료를 제공할 준비가 되어 있어야 합니다. 적절하게 발효된 김치가 김치찌개의 핵심이듯이 대형병원에서 일하는 우리 의료진은 최신 의학지식과 기술을 습득하는 일에 게을러서는 안됩니다. 또한 현대의학의 발전에 기여할 수 있도록 연구도 게을리하지 말아야 합니다. 공감 클리닉을 만들기 위해서는 우리 모두가 서로서로 장단점을 보완하고 어울려야 합니다. 의료진 간의 존중과 협력이 필수적입니다."

지친 몸과 마음을 맛있는 김치찌개로 재충전한 의료진을 김 박사 부부가 밝은 얼굴로 환송한다. 일행들 모두 걸음이 가벼워 보인다. 그리고 하나같이 뿌듯한 얼굴이다. 수고한 의료진에게 손수 마련한 식사를 대접한 김 박사도 기분이 한결 상쾌해졌다. 김 박사는 집으로 돌아와 창 밖을 내다본다. 한강 너머 자동차 불빛이 느릿하게 춤을 춘다. 김 박사는 잠시 긴장의 끈을 놓아야겠다고 생각한다.

따뜻하고 풍성한 공감 클리닉에서 위기에 처한 환자들에게 마음껏 공감진료를 펼치고 싶은 김 박사, 우리의 김 박사도 때론 위로와 휴식이 필요하리라.

저자약력

정영화(鄭永和)

서울대학교 의과대학을 졸업하고 서울대학교병원에서 전공의와 전임의 수련을 받았다. 현재 울산대학교 의과대학과 서울아산병원 소화기내과에서 겸임교수로 근무하고 있다. 지금까지 200여 편의 논문을 국내외 저명학술지에 게재하였고, 내과학 및 소화기학 교과서 10여 권의 저술에 참여하였다. 또한, 30여 편의 석박사 학위논문을 지도하였고 10여 건의 국내외 특허도 취득하여 등록하였다. 다수의 학회에서 임원으로 활동하였으며, 특히 국제 학술지 *Liver International*에서 Associate Editor를 역임하였고, 현재 다수의 국제 저명학술지에서 편집위원으로 일하고 있다.

주된 학문적 관심사는 바이러스성 간염에서 간세포암종과 간섬유화의 발생기전이다. 또한, 임상적으로 간세포암종의 진단과 치료에 관심을 가지고 지금까지 40여 년 동안 진료 현장을 지켜오면서 다양한 간질환 환자들을 진료하였다. 장기간 환자를 진료해 오면서 특히 진료실을 보다 따뜻하고 풍요롭게 만들기 위해 환자들의 스토리와 환자들이 내면으로부터 외치는 목소리에 귀를 기울일 필요가 있음을 절감해 왔다. 또한, 진료실에서 환자중심적인 진료를 지속하기 위해서는 의료진에 대한 교육이 보다 공감지향적으로 변화할 필요가 있다고 생각하고 있다. 이런 이유로, 최근 들어 의료인문학과 의료윤리에 관심을 가지고 공감 클리닉을 만드는 일에 힘을 쏟고 있는 중이다.

대표적인 저서로는 *Individualized Therapy for Hepatocellular Carcinoma* (WILEY, 2017), *Systemic Anticancer Therapy for Hepatocellular Carcinoma* (Jin Publishng Co., 2011), 『김 박사의 공감 클리닉』(박영사, 2021), 『간을 아끼는 지혜』(고려의학, 1996)가 있고, 역서로는 『이야기로 푸는 의학』(학지사, 2020)이 있다.

김 박사의 공감진료 스토리

초판발행	2022년 1월 5일
지은이	정영화
펴낸이	안종만·안상준
편 집	김민조
기획/마케팅	정성혁
표지디자인	Benstory
제 작	고철민·조영환
펴낸곳	(주)**박영사**
	서울특별시 금천구 가산디지털2로 53, 210호(가산동, 한라시그마밸리)
	등록 1959. 3. 11. 제300-1959-1호(倫)
전 화	02)733-6771
f a x	02)736-4818
e-mail	pys@pybook.co.kr
homepage	www.pybook.co.kr
ISBN	979-11-303-1413-6 03510

copyright©정영화, 2022, Printed in Korea

* 파본은 구입하신 곳에서 교환해 드립니다. 본서의 무단복제행위를 금합니다.
* 저자와 협의하여 인지첩부를 생략합니다.

정 가   15,000원